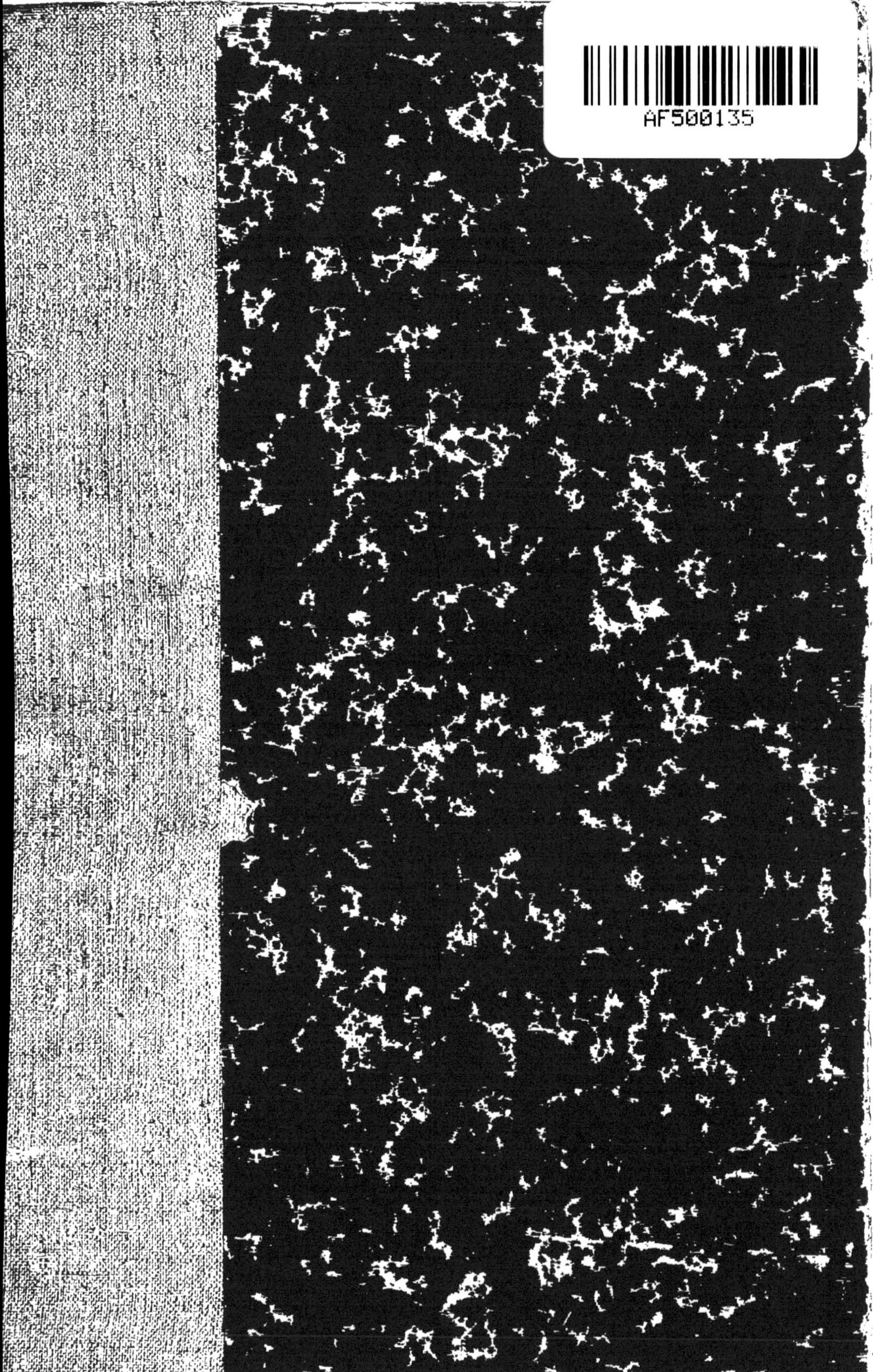

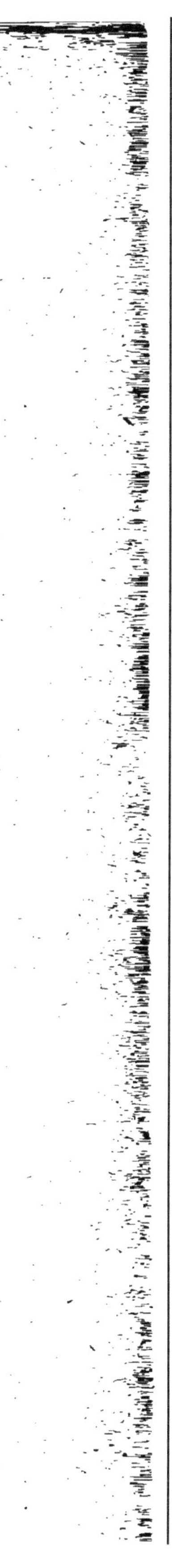

LA PHILOSOPHIE

DE LA

LONGÉVITÉ

Le corps est aussi une création divine.
(St AUGUSTIN, *Confessions*.)

PAR

JEAN FINOT

SIXIÈME ÉDITION

PARIS
LIBRAIRIE C. REINWALD
SCHLEICHER FRÈRES, ÉDITEURS
15, RUE DES SAINTS-PÈRES, 15

LA

PHILOSOPHIE DE LA LONGÉVITÉ

LA PHILOSOPHIE

DE LA

LONGÉVITÉ

> Le corps est aussi une création divine.
> (St AUGUSTIN, *Confessions.*)

PAR

JEAN FINOT

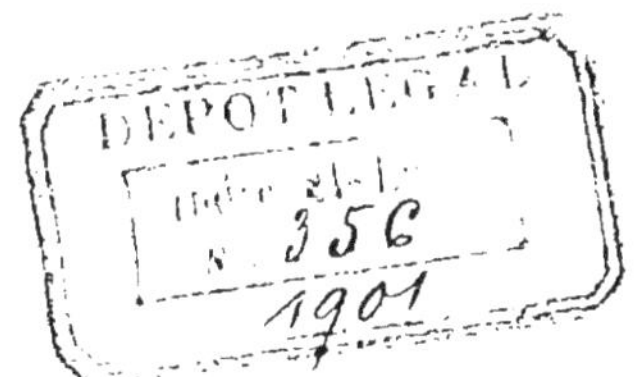

PARIS
LIBRAIRIE C. REINWALD
SCHLEICHER FRÈRES, ÉDITEURS
15, RUE DES SAINTS-PÈRES, 15

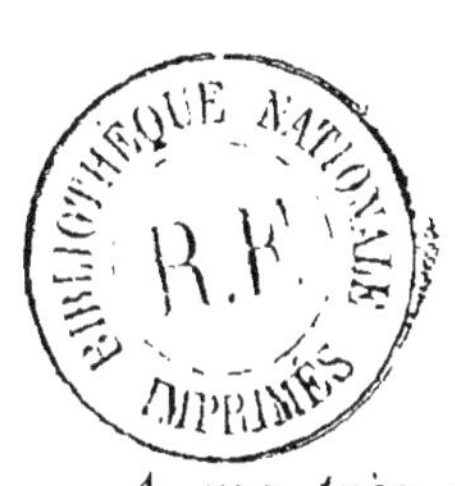

A ma très chère femme Hélène.

L'Auteur.

★

INTRODUCTION

Notre-Dame la Mort plane, impitoyable, au-dessus de nos joies, nos tristesses, nos amertumes, nos espoirs. « La Reine des épouvantements » ne cesse de terroriser la conscience humaine. Aujourd'hui comme dans les temps les plus reculés, c'est sur son autel que l'humanité sacrifie la plus grande part de ses souffrances et de son infortune. Notre intelligence a eu beau s'accroître, notre science s'élargir et notre curiosité s'attaquer aux mystères insondables : un cauchemar vieux comme le monde continue à troubler nos pensées, nos rêves et notre joie de vivre. Devant nos regards flotte toujours le même royaume ténébreux qui nous remplit d'effroi et nous rend infiniment malheureux. Et, pensant à l'appel de l'Inconnu, menace implacable et imminente, l'homme policé de nos jours tremble comme ses ancêtres des cavernes, en proie aux mêmes crises, aux mêmes horreurs, aux mêmes tourments.

Malgré la poussée formidable des courants pessimistes, nous nous cramponnons passionnément à la vie d'ici-bas, vie palpable, que nous croyons la seule digne d'amour et d'admiration. Et plus nous l'aimons, plus nous nous lamentons de sa durée trop courte et de sa fin inévitable. Poètes, savants, philosophes, romanciers, simples boutiquiers ou conducteurs de peuples, tous considèrent avec le même serrement de cœur la nécessité de disparaître.

Auguste Comte laisse échapper cet aveu mélancolique que « la mort domine tous les vivants ».

« Nous la chassons de notre esprit, comme un hôte disproportionné et déplaisant. » (H. Taine.)

En vain.

« Une révolte indignée nous saisit devant l'impuissance de nos efforts devant la mort. Quoi que nous croyions, quoi que nous pensions, quoi que nous tentions, nous mourrons. On se sent écrasé sous le sentiment de l'éternelle misère de tout. » (Guy de Maupassant.)

De sa conception sereine ou désespérée dépendent en même temps et notre vie intérieure et notre vie d'action. Raillée ou redoutée, elle domine les ressorts les plus intimes de notre moi. Le spectacle de la Mort nous obsède dès l'âge le plus tendre et ne nous quitte qu'avec notre conscience. Le mode d'entrevoir la fin façonne notre vie, notre manière d'être, notre morale. C'est la source puissante où naissent les racines invisibles et insoupçonnées des tendances et du système de notre conduite.

La survivance de l'âme, consolation suprême pour tant de consciences, devient indifférente pour beaucoup d'autres.

Ceux-là même qui paraissent s'y attacher tendrement se sentent envahir par des doutes poignants. Ils vont, en tout cas, contre les exigences et la logique de la survie psychique. Autrement, comment expliquer tant de lâchetés que commettent ses adeptes pour éviter la mort, et tant de ridicules qu'ils endossent pour prolonger leur existence. Cette suprême consolation de l'humanité a perdu, avec l'âge, ses charmes enivrants.

N'est-il pas permis de chercher des voies supplémentaires pour notre bonheur? Entreprise, nous dira-t-on, très hardie, et qui a été tentée maintes fois. Essayons quand même d'en atteindre le but en suivant un autre sentier. Certaines routes sont délicieuses à parcourir même si elles n'offrent aucune issue. Nos pages auront toujours le mérite de retenir le lecteur au milieu de paysages resplendissants d'animation universelle et de faire rayonner à distance l'extase de la vie sans limites.

En laissant de côté l'âme immortelle, comme restant en dehors de notre sujet, peut-on admettre que le corps vaut plus qu'une enveloppe méprisable sans durée et sans valeur pour l'économie de la nature?

Nous nous efforcerons de prouver que la vie dans sa conception philosophique est une force élémentaire, et comme telle indestructible, comme la nature elle-même.

Au point de vue de nos intérêts immédiats, cette force est non seulement plus intense qu'on ne le croit généra-

lement, mais elle tend, en outre, à grandir. Si l'homme fournit une carrière vitale plus riche qu'on ne le soupçonne, elle augmente encore avec le bien-être et le progrès.

Tandis que la fausse compréhension de la vie la fait enfermer dans les limites mesquines des actes d'état civil, sa puissance réelle brise ces conceptions surannées et s'étale majestueuse et imposante au-delà des signes extérieurs de la mort.

Et comme toujours, derrière le tableau rétréci qu'on voit, il y a un monde beaucoup plus grand qu'on ne voit pas !

Après avoir démontré que la vie ne disparaît point avec le prétendu dernier souffle, nous examinerons ses manifestations continues dans les tombeaux, de même que ses formes multiples éclatant dans la vaste nature, lorsqu'elles ont été émancipées de la tyrannie du corps.

Un être vivant reste ainsi toujours vivant.

Nous verrons ensuite que la terreur de la mort qui empoisonne la vie est un sentiment plutôt factice. Issue de la crainte de l'inconnu, alimentée par les légendes et les superstitions, par les artistes et les écrivains, par les religions et leurs prêtres, produit de la pensée humaine mal dirigée et de mauvaises définitions acceptées à la légère, liée d'une façon excessive aux horreurs de l'enfer et inséparable des affres indicibles du départ, cette terreur de la mort, qui, par une ironie suprême, raccourcit encore la vie, pourrait être affaiblie, sinon déracinée.

La mort, devenue de la sorte une nouvelle phase de la vie, et la continuation de celle-ci sous des formes rendues accessibles à notre entendement, contiendrait des trésors d'apaisement. Source de consolation, elle prodiguera des armes efficaces contre le pessimisme envahissant. Le désenchantement de notre existence, trop serrée entre le terme de l'arrivée inconsciente et son depart brusque et redouté, rentre pour beaucoup dans la tristesse contemporaine. La foi en l'immortalité de l'âme ne cessant de faiblir, nous nous trouvons, au point de vue sociologique, amenés à la compenser par la foi en l'immortalité du corps, « qui comme l'âme est une création également divine ». (Saint Augustin.)

Et tout en faisant valoir les arguments de notre cause, nous répondrons, chemin faisant, à la série des questions qui ne cessent de troubler notre existence :

La vie va-t-elle en diminuant et son intensité en faiblissant? Sa création restera-t-elle inaccessible à la science? Est-on sûr que tout finit avec notre descente au tombeau? Que sait-on de la paix des sépulcres? Notre conscience disparaît-elle avec notre respiration ou le battement de notre cœur? La mort est-elle le repos du néant et le sommeil absolu n'est-il pas plutôt dans notre conception erronée de la Fin? Le tombeau n'est-il que le spectacle douloureux du ver conquérant ou une nouvelle phase de l'être, repos absolu ou source de vie nouvelle ?

Que de questions autour de l'énigme angoissante de la vie et de son évanouissement ! Au-dessous ou à côté de l'immortalité officielle de l'âme, peut-on admettre un autre mode possible ou hypothétique de l'être ? Essayer de dégager une pensée douce de la science de la vie, d'apporter quelques soulagements sur sa longueur dépassant nos espérances et sur sa continuité en lui ouvrant des horizons nouveaux ; montrer derrière les buissons fanés qui s'en vont en hiver le spectacle de la vie couronnée de fleurs au printemps ; découvrir à la suite du départ qui nous glace d'épouvante le spectacle réjouissant du retour immortel, tel est notre but.

LES MYSTÈRES DE LA LONGÉVITÉ

CHAPITRE I

LES MYSTÈRES DE LA LONGÉVITÉ

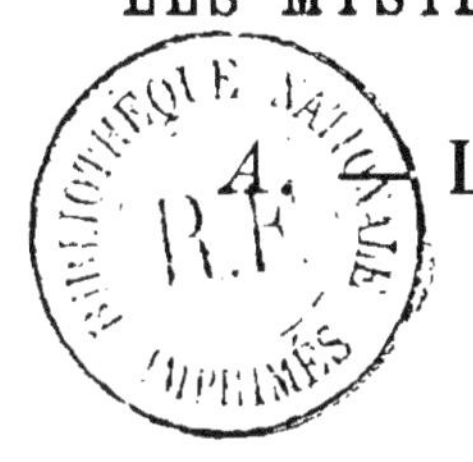

A. — Les limites de la vie

I

En 1245, un homme étrange faisait parler de lui. Il prétendait posséder un préservatif souverain qui conservait la vie pendant plusieurs siècles. Lui-même aurait vu le Concile de Paris, en 362, assisté à la naissance de la monarchie et au baptême de Clovis.

Celui qui rapporte ce fait mystérieux n'est autre que l'illustre Roger Bacon. Avec l'extrême prudence qui caractérise son esprit, il ne se porte garant que de 300 ans qu'aurait passés sur terre l'éternel inconnu !

Dans le même ordre de faits, un opuscule, paru à Turin, en 1613, donne la biographie d'un habitant de Goa qui y vivait âgé de près de 400 ans, débordant de gaîté et de santé. Il jouissait de la plénitude de ses sens et de toutes ses facultés intellectuelles.

Toujours au XVIIe siècle, un Ecossais, Guillous Mac Crain, aurait vécu au-delà de 200 ans. Il parlait de la guerre des *Deux Roses* (1452), comme nous autres de l'année terrible, en témoin qui en aurait encore toutes les horreurs devant les yeux. Un autre ouvrage peint la vie et les exploits d'un certain Papalius, Allemand d'origine, qui aurait vécu cinq siècles. Le Portugais Faria ne paraît pas croire à cette vitalité outre mesure, mais il nous affirme l'authenticité d'un autre macrobe, qui aurait dépassé plus de trois siècles.

Il serait difficile de citer tous les témoignages des contemporains de Bacon sur la vie humaine se prolongeant au delà de deux siècles, comme il serait impossible d'énumérer tous les centenaires. Toujours et partout, à travers les âges, l'homme civilisé demeure attendri devant la longévité de ses pareils. Anxieux de son avenir, il s'efforce de scruter, dans la vieillesse de ses prochains, les prévisions pour la durée de son propre séjour sur terre. Comme le soldat portant dans sa giberne le bâton de maréchal, chacun voudrait au fond de son âme gagner le record de la longévité !

Il est si douloureux de se résigner à disparaître!

Ceux-là même qui semblent fuir la vie s'accommodent malaisément de la conviction que la Terre continuera son mouvement après leur départ, que tout ira toujours pour le mieux, lorsque eux-mêmes seront engloutis dans l'éternel écroulement des choses.

Philosophe, femme, soldat, médecin ou simple employé des pompes funèbres, nous nous faisons avec peine à la pensée de notre suppression définitive de la scène. Tous, nous sommes victimes de la même illusion qu'engendre en nous l'idée de la mort; tous, nous ressentons en présence de son image la sensation d'un trou, d'un vide qui s'ouvrirait dans le monde dont nous ne serons plus...

C'est peut-être ce sentiment altruiste, la préoccupation du sort des gens appelés à nous survivre, qui jette un rayon de douce bonté sur les hésitations de tous les humains devant la mort. Et c'est ce qui nous explique aussi la tendresse témoignée à la vie, aux époques où on lui paraissait le moins fidèle. Sans parler de la Bible, où, tout en méprisant l'existence humaine, l'on se pâme devant les 969 ans atteints par le bienheureux Mathusalem, le grand-père de Noé, nous voyons que même les auteurs romains notent pieusement tous les cas de longévité dans un temps où régnait le plus fervent culte de la mort. L'Athénien Onomocrite, contemporain de Pisistrate et des Pisistratides, enseigne que certains hommes en Grèce et jusqu'à des familles entières jouissent pendant des siècles d'une jeunesse perpétuelle. Pline et Valère Maxime avancent ce fait qu'un roi de l'île de Locmians (?) expira dans sa 802e année! D'après Strabon, on vivait dans le Pendjab plus de 200 ans. Epiménide de Crète aurait, suivant les écrivains romains, vu se succéder trois siècles. Lorsque, sous le règne de Vespasien, on procéda à une statistique des centenaires vivant dans la partie de l'Italie entre les Apennins et le Pô, on y aurait découvert, toujours d'après Pline, plus de 170 individus ayant dépassé 100 ans sur une population de trois millions. Leur doyen, Marcus Apponius, aurait eu à son actif plus de 150 ans.

La Vie des saints est tout aussi riche en affirmations de cette sorte. Saint Siméon, le neveu de la Vierge Marie, aurait été martyrisé à l'âge de 107 ans; saint Narcisse serait mort à 165 ans; saint Antoine à 105 et l'ermite Paul à 113. Les moines du mont Athos arrivaient souvent à l'âge de 150 ans. Le vénérable Albuna, premier évêque d'Ethiopie, aurait vécu même au-delà d'un siècle et demi!

Partout et toujours, dans toutes les phases de la civilisation et sous toutes les latitudes, on considère avec une sympathie infinie le spectacle des vieillards ayant dépassé ce qu'on croit la borne de l'âge humain. Devant leurs cheveux blancs et leurs regards paisibles, on caresse les rêves d'or des limites reculées de notre séjour sur terre!

Et cependant la vieillesse extrême, qui compte tant d'amoureux, n'a eu jusqu'à présent aucun historien digne de ce nom. Il nous manque, même après la macrobiotique de Hufeland, non seulement une science de la longévité qui s'efforcerait de fonder sur l'expérience des centenaires du passé quelques lois pour l'avenir, mais aussi une étude impartiale des gens ayant franchi cet espace d'un siècle, indiqué à tort comme terme de notre existence ici-bas.

II

Et avant tout est-il vrai que nous ne puissions vivre au-delà de 100 ans ? Quel dommage qu'un de ces philanthropes faisant profession d'aimer l'humanité n'ait pas songé à lui procurer les preuves convaincantes du contraire ! Quoi qu'on en dise, la vie étant regardée, par la plupart des humains, comme notre plus grand bien sur terre, il eût été doux d'apprendre que ses frontières sont plus étendues qu'on ne nous l'a fait jamais pressentir. Qu'importe l'opinion des contempteurs, si pour les simples d'esprit elle incarne la quintessence de la félicité d'ici-bas ! Le bonheur des foules reste presque toujours en dehors de la compréhension des philosophes. Laissons à ceux-ci la liberté de soutenir que la vie est une calamité et offrons au grand nombre des esprits la consolation que cette prétendue calamité pourrait durer bien plus qu'on ne le pense généralement.

Du reste, nos contemporains, croyant de moins en moins à la notion de la vie future, sont peut-être dans le vrai en s'attachant à celle du présent. Si le néant doit nous guetter avec la mort, quoi d'étonnant qu'on s'attache au réel offert par la vie?

Elle n'est point aussi éphémère qu'on le répète sur tous les tons. Sans s'arrêter à la moyenne de notre existence, résultant d'une quantité de raisons que l'homme subit sans pouvoir ou vouloir les dominer, songeons plutôt à ses bornes extrêmes.

D'après des recherches de Haller, l'un des rares savants qui se sont occupés de la question des limites de notre existence (*Elementa physiologiæ*, v. VIII, lib. xxx), l'homme compte parmi les animaux qui vivent le plus longtemps. La limite de son séjour sur terre serait non point 90 à 95 ans, dont on nous parle aujourd'hui, mais 200 ans. Il cite à l'appui de sa thèse deux macrobes dont l'un, Thomas Parr, a cessé de vivre à 152 ans et l'autre à 169, tous deux morts par *accident*.

Le premier, Thomas Parr, vivait depuis 152 ans, heureux dans son comté de Shrop, lorsque le roi exprima le désir de le voir. On le mande à la cour et là, pour le fêter dignement, on lui donne tant à manger que le pauvre vieillard meurt d'indigestion. Le célèbre Harvey, qui le disséqua, trouva que son corps, admirablement conservé, aurait pu subsister encore un grand nombre d'années.

Le second exemple se rapporte à Henry Jenkin, du comté d'York, pauvre pêcheur, qui à 100 ans traversait encore les rivières à la nage et mourut en 1670, à l'âge de 169 ans, à la suite d'un refroidissement. Appelé pour témoigner d'un fait datant de 140 ans, il comparut devant la justice en compagnie de ses deux fils, dont l'un avait 102 et l'autre 100 ans. Humboldt assure de son côté avoir vu près d'Arequipa un paysan âgé de 143 ans, dont la femme en avait 117.

Non moins authentique est le fameux paysan norvégien J. Gurrington, qui, mort à l'âge de 160 ans, aurait laissé de son dernier mariage un fils de 9 ans, dont le frère aîné en avait... 108.

Le professeur A. Weissmann, qui a étudié la durée des êtres au point de vue zoologique, est également arrivé à des conclusions flattant l'amour-propre des humains, ou plutôt leur amour de la vie. La longévité dépendrait, d'après lui, non seulement de la dimension de nos corps (l'éléphant vit 200 ans, le cheval et l'ours 40 à 50, le lièvre 10 ans), mais aussi de l'énergie de nos éléments vitaux et des intérêts de l'espèce. Envisagée à ce point de vue, la statistique des centenaires apporte des données décisives en faveur de la situation privilégiée de l'homme.

D'après la statistique comparée des macrobes, telle qu'elle se présentait au commencement de l'année 1897, il y avait alors parmi les vivants un nègre, Bruno Cotrim, habitant Buenos-Ayres, qui aurait dépassé 150 ans. Rien qu'en Serbie, il y aurait 3 macrobes de 135 à 140 ans, 18 de 126 à 135, 123 de 115 à 125 et 290 de 105 à 115 ans.

Aux Etats-Unis, il y avait, en 1890, 3.981 personnes âgées de plus de 100 ans, et la ville de Londres en comptait à la même époque 21.

Dans certains pays, comme le Chili, où la statistique des macrobes de ces dernières années fait défaut, on signalait cependant, en 1855, plusieurs vieillards ayant dépassé l'âge de 120 ans. Rappelons entre autres un certain Juan A. Caledon, qui, à 120 ans, s'est remarié avec une femme qui en avait déjà... 98.

La Russie paraît être le pays classique des macrobes portant fièrement leurs 150 ans. D'après la statistique officielle russe se rapportant à l'année 1850 (reproduite dans l'*Assemblée nationale* du 7 octobre 1855), il vivait à cette époque sur les confins de la Livonie un vieillard âgé de 168 ans. Il avait vu sept souverains sur le trône des tzars et parlait en témoin oculaire de la bataille de Poltava, en 1709, où il se battit dans les rangs russes.

Le Dr P. Foissac cite quantité d'exemples de gens qui auraient vécu plus de 150 ans. Tels furent un chanoine de Lucerne qui s'éteignit en 1346 après avoir accompli sa 186e année, un archevêque hongrois nommé Spodisvoda, un abbé écossais et un cultivateur croate qui atteignirent leur 185e année!

J.-B. Beiley garantit l'authenticité du *dixième* mariage contracté par John Weck à l'âge de 106 ans. Le même auteur raconte la vie de John Kovin, mort à 170 ans, et de sa femme, morte à l'âge de 164 ans. Mlle Durieux (de la Haute-Savoie) est morte à l'âge de 118 ans. D'après le Dr C. W Evans, Thomas Caru avait, le jour de sa mort, 207 ans bien sonnés.

Le D^r van Oven, qui a étudié 231 décès survenus entre 110 et 130 ans d'âge, a pu constater que 91 de ces centenaires sont morts entre 120 et 130, 37 à 110, 11 à 105 et 17 au-delà de 100 ans.

Prosper Lucas signale également dans son *Hérédité naturelle* plusieurs macrobes intéressants.

Un cultivateur de Temesvar (en Hongrie), Pierre

Czortan, mort en 1724 à l'âge de 185 ans, laissa après lui un fils de 155 ans et un autre de 97.

Lancet, le journal médical bien connu de Londres, a publié, il n'y a pas longtemps, l'interview d'un centenaire de Bogota qui avait 180 ans ! Le même journal raconta un jour l'opération d'une hernie étranglée, faite par Morris, sur une femme âgée de 109 ans. Disons enfin que, d'après la statistique très consciencieuse de M. Solaville, il y avait en Europe, en 1870, 62.503 individus ayant dépassé l'âge de 100 ans !

Le Dr Emerson prétend qu'on rencontre parmi les noirs, dans certaines provinces des Etats-Unis, plus de 2.000 personnes sur 100.000 ayant au delà de 100 ans. Cette assertion est confirmée, d'une façon indirecte, par Prichard, dans son *Histoire physique du genre humain*.

Il mentionne plusieurs faits surprenants relatifs à la longévité des nègres.

Rappelons entre autres les cas si curieux de deux noirs : Joseph Bon et Robert Linch, morts à la Jamaïque l'un à 146, l'autre à 160 ans, et de deux négresses : Rebecca Tury, morte à 140, et Catherine Hiatt, à 150 ans.

D'après Lopez Casteguod, l'historiographe royal du

Portugal (donnée confirmée par Maffens, l'historien des Hindous), un certain Niemens de Cugna, né dans la province de Bengale, aurait vécu 370 ans. Ce macrobe singulier faisait l'admiration de son entourage : ses cheveux auraient changé plusieurs fois de couleur ; devenus gris vers l'âge de 100 ans et blancs ensuite, ils auraient regagné leur teinte noire au moment où Cugna dépassa un siècle et demi d'existence.

Mais, si le cas de Cugna paraît bien douteux, celui de Robert Tylor, mort en 1898, est d'une authenticité incontestable. Le grand vieillard de Scarve était né en 1764 et remplissait les fonctions de receveur des postes sous George IV et Guillaume IV. La reine Victoria, à qui on avait parlé du plus vieux receveur des postes de l'univers, lui a envoyé son portrait avec cette dédicace :

« Cadeau de la reine Victoria à M. Robert Tylor, en souvenir de son âge si avancé qu'il n'a pas eu de précédent, de mémoire d'homme. » Ce souvenir de la reine a tellement émotionné le brave vieillard qu'il en est mort trois mois après, à l'âge de 134 ans !

Ajoutons, pour la plus grande consolation des célibataires, que Robert Tylor ne s'est pas marié avant d'avoir atteint l'âge de 108 ans.

Dans la même année qui a coûté la vie à Tylor, est morte en Angleterre une dame réputée par sa vieillesse solide et réconfortante. Ce fut Mme Anne Armstrong, décédée à l'âge de 117 ans, et ayant conservé jusqu'à cet âge sa santé et sa mémoire intactes. Elle voyait sans lunettes et marchait sans aucun appui.

Actuellement Mme Mary M. Donnald, réfugiée dans la maison des vieillards de Philadelphie, détient le record de la longévité féminine. Au commencement de l'année 1900, cette dame a atteint sa cent trentième année.

En 1876, il y avait en France par 100.000 habitants (d'après E. Levasseur, *Popul. française*, tome II) 859 personnes ayant dépassé 80 ans ; en 1886, 1.419.

Les statistiques officielles des différents pays européens signalent entre 1869 et 1871 : en Italie, 302 centenaires ; en Autriche, 228 ; en Hongrie, 334 ; en Angleterre, 160 ; en Ecosse, 79, etc.

Il est vrai qu'on conteste ordinairement les déclarations faites par les centenaires. Les hommes arrivés à l'âge de 80 ans mettent autant de coquetterie à se charger d'années que les femmes de quarante ans à faire croire qu'elles n'en ont que trente. Mais, tout en faisant la part due à l'insuffisance des vérifications statistiques, il nous reste toujours un nombre de cas assez imposant pour admettre l'existence fréquente des centenaires, si passionnément contestée par plusieurs démographes. Le fonctionnement de certaines tontines fournit à ce sujet des arguments décisifs. Celle connue sous le nom de *caisse Lafargue*, créée en 1791 et qui a compté 116.000 participants jusqu'à la date de son expiration en 1888, a eu cependant 22 centenaires, dont un a dépassé 105 ans. Ajoutons que *presque la moitié* des membres ne rentre point dans ce calcul, ceux-ci ayant disparu sans donner le moindre signe de leur existence. Admettons que, fait très probable, les 55.000 membres qui se trouvaient dans ce cas aient offert la même proportion de centenaires, et nous aurons environ 40 centenaires sur 116.000 personnes, donc un centenaire sur 2.900 personnes!

Un statisticien anglais qui a eu la patience d'examiner les 76.892 cas de mort annoncés dans le *Morning Post* de Londres, entre 1887-1896, y a noté 10.806 morts ayant dépassé 80 ans; 1.198 morts entre

90 et 95; 262 entre 95 et 100; 30 entre 100 et 105!

Nous soulignons les trente cas des centenaires avérés et contrôlés. Car, malgré le scepticisme avec lequel on accueille la longévité au-delà de 100 ans, les centenaires sont de plus en plus nombreux et constituent une réalité statistique aussi incontestable que la mortalité considérable des enfants avant l'âge d'un an ou l'augmentation des naissances après chaque guerre.

Voici une curieuse table des centenaires *authentiques* existant en Europe entre 1887 et 1896 et morts après avoir dépassé 100 ans et citée par M. A. Glenesk, dans la *Contemporary Review* (Vol. XLII, n° 24).

MORTS APRÈS CENT ANS	1887	1888	1889	1890	1891	1892	1893	1894	1895	1896	Total
100	1	7	5	2	10	5	8	2	5	5	50
101	2	2	2	4	7	2	3	3	3	4	32
102	—	—	2	2	8	6	4	4	1	6	33
103	2	1	3	1	7	2	2	2	1	2	23
104	—	2	1	—	5	4	2	1	4	1	20
105	1	2	2	—	2	1	2	1	2	1	14
106	—	—	1	—	5	2	3	2	—	2	15
107	2	1	—	—	—	2	1	1	—	—	7
108	—	—	—	1	1	1	—	—	—	1	4
109	3	—	—	1	1	—	—	—	1	2	8
110	—	1	—	—	2	2	1	3	—	3	12
Signalés comme morts après avoir atteint cent ans. . .	3	4	1	2	1	1	—	2	1	—	15
TOTAL.	**14**	**20**	**17**	**13**	**49**	**28**	**26**	**21**	**18**	**27**	**233**

Toutes ces données, d'une véracité parfois douteuse, prouvent cependant qu'on aurait tort de penser que la vitalité des humains aurait subi un arrêt. Loin de diminuer, en comparaison des siècles passés, elle paraît plutôt croître avec les progrès de la civilisation. Les découvertes de Pasteur, les améliorations hygiéniques réalisées dans les villes, les triomphes de la sérumthérapie, l'augmentation du bien-être général, sont autant de facteurs exerçant une influence bienfaisante sur la longévité humaine et sur l'augmentation du chiffre des macrobes. Car, à mesure que la moyenne de notre vie augmente, les cas spéciaux de longévité deviennent plus fréquents.

III

Nous croyons à tort que les générations qui nous ont précédés auraient vécu plus longtemps que celles de nos jours. Partout cependant où la statistique nous permet d'examiner de près la longévité comparée à travers les temps, nous arrivons à des conclusions rassurantes pour le présent et l'avenir.

Pour la France, où nous sommes en mesure de comparer la vie moyenne à partir de 1789 jusqu'à nos jours, nous obtenons des résultats ne laissant pas le moindre doute sur l'augmentation de la durée de la vie humaine.

Les tables de vitalité, dressées par Duvillard, Demonferrand, Bertillon, de même que celles de la statistique générale de France, se trouvent sous ce rapport en accord complet. Il en résulte que tandis qu'au commencement du siècle la moyenne de la survie n'était que de 35 ans et demi, entre 1877-1881 elle dépassait 40 ans (40,1/2 pour les hommes et 42 pour les femmes).

Les données fournies par M. Legoyt dans l'*Annuaire de l'économie politique pour* 1865 sont encore plus significatives. La vie moyenne, d'après l'âge moyen des décédés, aurait été en progression constante à partir de 1806. Elle a été de :

1806-1810...	31	ans	6	mois	1836-1840...	34	ans	11	mois
1811-1815...	31	—	10	—	1841-1845...	35	—		—
1816-1820...	31	—	10	—	1846-1850...	36	—		—
1821-1825...	31	—	5	—	1851-1855...	36	—	8	—
1826-1830...	32	—	5	—	1856-1860...	36	—	4	—
1831-1835...	33	—	6	—	1861-1865...	36	—	5	—

Non moins concluant est le tableau dressé par

E. Levasseur dans sa *Population française*, concernant le nombre des décès par 1.000 habitants au cours des périodes décennales de 1801-1888 :

1801-1810............	28,2	1841-1850............	23,3
1811-1820............	25,9	1851-1860............	23,9
1821-1830............	25,0	etc., etc.	
1831-1840............	25,0	1886-1888............	22,2

Lorsqu'on compare les tables rédigées par Dupré de Saint-Maur pour les décès antérieurs à 1750 avec la mortalité française de nos jours, on arrive encore à des conclusions plus optimistes. A 10 ans, nous conservons sur 1.000 enfants 200 enfants vivants de plus, et même tandis qu'entre 10 et 50 ans, environ la moitié mourait vers l'année 1750, de nos jours il n'en meurt qu'un tiers. Sur 1.000 personnes venues au monde, admettons en 1700, il n'en restait en 1750 que 246, tandis que d'après les calculs de la statistique générale de France, sur 1.000 personnes nées en 1850, environ 490 devaient être encore vivantes en 1900.

La caisse nationale des retraites pour la vieillesse en France a fait du reste la même constatation au prix d'un déficit assez considérable, survenu dans ses fonds. Ayant adopté pour base de ses calculs les tables de Deparcieux, faites pour le XVIe siècle d'après la mortalité des classes les plus aisées de la société, elle s'était vue obligée de faire appel à l'Etat, qui lui a alloué, en 1884, une somme de 11 millions, dont le déficit a été occasionné par la longévité inattendue et supérieure à ses prévisions.

Et cependant le peuple français ne compte point parmi les plus privilégiés au point de vue de la vitalité. Là où la vie se présente bien plus équilibrée, où certains maux qui sont propres à la population française ne se font pas sentir avec la même force destructive, la mortalité est encore moindre, comme par exemple en Grèce, où il n'y a que 20,8 décès par 1.000 habitants ; en Danemark, 19,7 ; en Norvège, 17,02. En Suède, nous descendons même jusqu'au chiffre de 16,3. Quelle différence énorme entre la situation de la Norvège et celle de certains pays slaves où le nombre des décès dépasse le double : en Russie d'Europe, il est de 35,7 ; en Croatie et Slavonie, de 38,7. Si nous nous transportons dans le Nouveau Monde, nous y relèverons certaines données qui ouvrent des horizons encore plus rassurants pour la possibilité de la prolongation de la vie humaine. Dans certaines colonies de l'Australasie, le nombre des décès par 1.000 habitants serait descendu entre 1858-1882 : en Tasmanie, à 15,6 ; à Victoria, 15,5; en Australie méridionale, 14,9; en Nouvelle-Zélande même jusqu'à 12,2.

Chose plus surprenante, partout où les statistiques officielles permettent de se livrer à des comparaisons avec le passé, nous constatons le même phénomène d'accroissement de la vie humaine.

Prenons, par exemple, les pays scandinaves, dont la statistique rigoureuse date de plus de cent ans, et nous serons étonnés de la régularité presque mathématique avec laquelle s'y manifeste la diminution constante des décès. Choisissons au hasard quelques périodes décennales dans le passé : Le Danemark accusait, entre 1770-1779, 30,5 décès par 1.000 habitants; entre 1780-1789, 29,1; entre 1810-1819, 23,4 ; 1840-1849, 22,0 ; 1860-1869, 21,3; 1870-1879, 20,3 ; 1880-1887, 19,7.

Pour la Norvège, entre 1805-1815, 24,9; 1826-1835, 19,5; 1855-1865, 17,7, etc.

En Suède, nous trouvons 27,6 entre 1781-1790; 23,6 entre 1821-1830; 20,6 entre 1841-1850 ; 18,2 entre 1871-1880 et 16,3 entre 1886-1888.

Pour la Hollande, en comparant les tables dressées par Baumhauer pour la période de 1840 à 1851, et celles de van Pesch pour le laps de temps écoulé de 1870 à 1880, nous constatons que sur 1.000 hommes, restaient vivants entre :

1840-1851		1870-1880	
(1) à 10 ans...........	644	(1) à 10 ans...........	654
(2) à 20 —...........	630	(2) à 20 —...........	620
(3) à 30 —...........	568	(3) à 30 —...........	566
(4) à 40 —...........	502	(4) à 40 —...........	515
(5) à 50 —...........	434	(5) à 50 —...........	499
(6) à 60 —...........	310	(6) à 60 —...........	357
(7) à 70 —...........	182	(7) à 70 —...........	224
(8) à 80 —...........	58	(8) à 80 —...........	70
(9) à 90 —...........	9	(9) à 90 —...........	67

Or, tandis que sur 1.000 hommes il y en avait entre 1840 et 1851 seulement 182 ayant 70 ans ; 58 de 80 et 9 de 90, on en comptait trente ans plus tard, aux mêmes âges respectifs, 224, 70 et 67.

Si l'on voulait mettre en regard de ces chiffres la longévité des Romains, c'est encore les temps modernes qui se montreraient singulièrement favorisés. Les statistiques positives faisant défaut, nous n'avons que des calculs approximatifs tels que les ont faits les jurisconsultes romains pour la fixation des pensions alimentaires.

C'est ainsi que pour Ulpien (*Digeste*, XXXV, titre II) un homme au-dessous de l'âge de 20 ans aura à bénéficier de 30 années de pension; de 25 à 30, de 25; de 30 à 35, de 22; de 35 à 40, de 20; de 40 à 50, du chiffre d'années qui manquent à 60 moins un an; de 50 à 55, de 9 ans; de 55 à 60, de 7, et au-dessus de 60 ans, 5 ans.

Pour Deparcieux, le nombre des années qui restent à vivre à un homme de moins de 20 ans s'élève de 48 à 40 ans; de 20 à 25, de 40 à 37; de 25 à 30, de 37 à 34; de 30 à 35, de 34 à 31; de 35 à 40, de 30 à 27, etc. Pour les gens âgés de 50 à 55, il resterait de 20 à 17 ans au lieu de 9 que leur donne Ulpien; de 55 à 60, de 17 à 14 au lieu de 7, etc.

M. E. Levasseur, qui a essayé de dresser une table de mortalité chrétienne dans les premiers siècles, en se basant sur le recueil des inscriptions relevées sur les tombeaux chrétiens de Rome par de Rossi (*Inscriptiones christianæ urbis Romæ septimo sæculo antiquores*), arrive à la même conclusion, à savoir que la vie moyenne aurait été alors plus courte que de nos jours.

Les données recueillies par les démographes connus, comme Süssmilch, Baumann, Halley et les autres, pour le XVIIe et le XVIIIe siècles, tendent à corroborer la progression de la longévité humaine qu'on peut à la rigueur considérer comme une loi inéluctable, suivant de près le développement du progrès et du bien-être humains.

La mortalité fut encore beaucoup plus épouvantable en Italie, au siècle dernier. D'après le professeur Cam. Bozzolo (*Riforma Sociale*, vol. IX, 1899), la population de Florence et de Milan mourait dans la proportion de 40 par 1.000 et celle de Turin même à raison de 44. Or, dans ces 25 dernières années, la mortalité est tombée à Turin à 11 par 1.000. Ce qui rend ces chiffres encore plus saisissants, c'est le fait que l'Italie, qui a augmenté entre 1872 et 1897 de 5 millions d'habitants, a vu sa mortalité décroître de 132.000 au bénéfice de l'année 1897.

L'émigration vers les grands centres de population n'a nullement paralysé le mouvement toujours grandissant de la moyenne vitale. A Londres, la mortalité fut, vers l'an 1600, d'après Farr, de 80 par 1.000 ; elle n'est aujourd'hui que de 19 ; à Berlin, elle n'est que de 22, etc.

La mortalité des enfants diminue tous les ans grâce

aux prescriptions de l'hygiène observées de plus en plus rigoureusement. Les progrès de la sérumthérapie nous valent, rien que pour la diphtérie, des milliers d'êtres préservés de la mort certaine. On comprend aisément de quel poids la mortalité infantile pesait sur la moyenne de la vie humaine, si l'on songe que les enfants jusqu'à l'âge d'un an meurent ordinairement dans la proportion de 1 sur 5. Pour apprécier le progrès obtenu dans ce milieu, rappelons les curieuses statistiques de la ville de Gênes. La ville de marbre a le rare privilège de posséder une statistique de la mortalité des enfants datant de plus de 400 ans, et ses données comparées nous apprennent que, tandis qu'au XVIe siècle 26 enfants sur 100 mouraient avant d'atteindre l'âge d'un an; 24 au XVIIe; 20 au XVIIIe, il n'en meurt actuellement que 18.

Une preuve de l'augmentation de la vie moyenne, en comparaison avec le passé, nous est fournie également par les statistiques comparées ayant pour objet la vitalité des membres de l'Institut de France. M. Benoiston de Châteauneuf, qui a dressé des tables de mortalité des membres de l'Académie de 1635 à 1838, tables portant sur 900 membres, leur donne une vitalité moyenne de 68 ans et 10 mois.

Or, M. Potiquet, qui, poursuivant l'œuvre de M. de Châteauneuf, a dressé une série des tables pour les membres de l'Institut de 1795 à 1849, est arrivé à la conclusion que la moyenne atteint environ 71 ans et 4 mois, ce qui constitue une augmentation de plus de deux ans pour un siècle et demi.

D'après ce statisticien, les membres de l'Académie française bénéficient de la moyenne de 72 ans et 8 mois ; ceux de l'Académie des sciences morales, 72 et 2 mois; des beaux-arts, 71,4 ; des sciences, 70,9; des inscriptions et belles-lettres, de 70,8.

Étudions l'existence des grands poètes et nous verrons que leurs créations ne les empêchent point de vivre au-delà de 70 ans. Victor Hugo est mort à 83 ans ; Manzoni, à 89 ; Tennyson, à 83 ; Béranger, à 77 ; Longfellow, à 75 ; Browning, à 77 ; Lamartine, de même qu'Emerson, à 79 ; Alfred de Vigny, à 64 ; Coleridge, à 62 ; Mme Desbordes-Valmore, à 72 ans, Andersen, à 70 ans. Si Heine est mort à 57, Byron à 37, Shelley à 30, Mickiewicz à 47, etc., c'est qu'il y eut dans leur destinée des raisons spéciales qui ont accéléré leur mort. On connaît la vie dissipée que menèrent les trois premiers, comme on connaît d'autre part les souffrances morales du grand poète polonais, qui condensait dans son cœur les douleurs de toute la Pologne. Aussi, ne faut-il point s'étonner du dénouement précoce de ces brillantes existences, si remplies, quoique si courtes.

Le même phénomène se manifeste chez les romanciers, dramaturges ou historiens. Si J. de Goncourt est mort à 40 ans, son frère Edmond, d'une santé très robuste, a vécu jusqu'à 74. Chateaubriand est mort à 80 ans; Augier, à 69; Bulwer, à 70; Alex. Dumas, à 67; Paul de Kock, à 71; Mérimée, à 67; Michelet, à 76; Pailleron, à 64; Tolstoï a dépassé 80 ans; Meredith, 72; Heyse, 70; Legouvé, 90; Jokai, 76, et tous les cinq promettent encore une longue carrière vitale.

La Société des Auteurs et Compositeurs dramatiques français comptait, à la fin de l'année 1900, trois cent trois sociétaires, et, dans leur nombre, il y en avait cent onze ayant dépassé la soixantaine. Le vice-président de cette association, M. Cormon, est âgé de 91 ans, et plusieurs de ses collègues comptent de 85 à 90 ans.

W. Roscoe Thayer, après s'être livré à une série de comparaisons sur les chances de la vie chez les poètes, peintres, musiciens, romanciers, est arrivé à la conclusion suivante :

La moyenne de la vie atteint chez les:

Poètes............	66 ans	Philosophes.......	65 ans
Peintres et sculpt..	66 »	Historiens..........	73 »
Musiciens..........	62 »	Inventeurs.........	72 »
Romanciers	67 »	Agitateurs politiq..	69 »
Officiers supérieurs.	71 »	Hommes d'Etat....	71 »

Ce qui nous donne une moyenne des plus respectables de 68 ans et 8 mois pour les représentants de la pensée et de la vie que l'on sait être par excellence fiévreuse et destructive.

Il suffit de comparer cette moyenne à celle des siècles précédents pour avoir la conviction que les travailleurs intellectuels ont également bénéficié de la longévité grandissante.

IV

Ce qui nous frappe surtout dans les phénomènes de la longévité, c'est que pour le sexe féminin elle est presque partout supérieure à celle de l'homme.

Ainsi, d'après le recensement de la population

des Etats-Unis en 1890, sur 3.981 personnes âgées de 100 ans, il y avait 2.583 femmes et 1.398 hommes.

En France, on compte sur 10 centenaires 7 femmes et 3 hommes. D'après les tables dressées par le ministère des finances en France pour les pensionnaires civils de l'État, entre 1871-1877, on a évalué ainsi le chiffre comparé des hommes et des femmes :

Age	Pensionnaires civils	Veuves de pensionnés
40	1.000	1.000
50	659	875
60	483	738
70	310	536
80	120	249
90	15	42
100	0,5	3

Ces calculs se trouvent confirmés par le fait suivant : sur les 123.435 veuves de fonctionnaires pensionnés décédées entre 1871 et 1879, 1 est morte à 102 ans, 4 à 101 ans, 9 à 100 ans, etc

En Ecosse, il y avait sur 21 centenaires, en 1895, 16 femmes et 5 hommes. La même proportion existait à Londres.

D'après les *Annals of Hygien* et les calculs basés sur les derniers recensements aux Etats-Unis : de la naissance à l'âge adulte, la mortalité est plus élevée dans le sexe fort et elle persiste chez l'homme jusqu'après sa 70e année.

Mais les 70 ans une fois dépassés, ce serait la femme qui aurait plus de chances de succomber que l'homme. A partir de 90 ans, la femme regagnerait de nouveau l'avantage qu'elle conserve jusqu'à la fin de ses jours.

Sur 111 personnes décédées à New-York à l'âge de 90 ans, on comptait 77 femmes et 34 hommes.

Sur 1.191 octogénaires londonniens, il y avait 646 femmes et 545 hommes.

D'après le recensement fait en Prusse en 1885, il y avait 2.081 nonagénaires hommes et 3.567 femmes; de 95 à 100 ans, il y avait 306 hommes et 641 femmes; au-delà de 100 ans, 72 hommes et 260 femmes.

Observation à relever : une fois les 100 ans dépassés, la femme aurait cinq fois plus de chances de survie que l'homme!

A quoi attribuer ce privilège, dont le beau sexe peut se montrer particulièrement fier?

On sait que les naissances masculines l'emportent presque partout sur celles du sexe féminin. Serait-ce donc par la plus grande longévité de la femme que la nature voudrait établir l'équilibre ? A côté de cette explication par trop mystique, il faudrait peut-être avoir en vue le genre de travaux de la femme. Dans la plupart des cas, elle risque moins sa vie que l'homme, elle s'abstient des occupations meurtrières comme le service militaire et, en général, le travail dans les mines. Elle est en outre plus rarement victime de l'alcoolisme, qui pèse d'une façon toute spéciale sur la mortalité comparée des deux sexes.

Toutes ces causes exercent sans doute une action propice sur la longévité de la femme à partir de 16 ans. Mais alors comment expliquer sa chance de vitalité de beaucoup plus avantageuse même au-dessous de 16 ans, c'est-à-dire à l'âge où les probabilités de la vie pour les deux sexes devraient être identiques?

A en croire un savant démographe anglais, M. Holt Schooling, de deux enfants de sexes différents qui naissent le même jour: un petit garçon aura 17 chances de vie contre une de mort pour vivre une année de plus, tandis que la jeune fillette en aura 21. De 5 ans à 14, les chances deviennent presque égales, mais à partir de 13 ans la jeune fille aurait de nouveau l'avantage.

De 15 à 19 ans, c'est-à-dire à l'âge où les professions respectives, exercées par les deux sexes, ne jouent encore aucun rôle, le jeune garçon aura 269 chances contre une de mort, tandis que la jeune fille en aura 277.

A partir de cette époque les chances de survie pour la femme augmentent de plus en plus et deviennent, à l'âge de 85 ans, tout à fait surprenantes. Un homme arrivé à cet âge respectable n'a plus qu'une chance de mort contre 3 de vie. D'après le dernier recensement indien cité par le Dr A. Haegler, il y avait sur 380 centenaires 247 femmes, chiffre d'autant plus digne d'attention que le nombre des femmes dans cette contrée est inférieur à celui des hommes.

Suivant les données recueillies dans le *Registrar General* anglais de 1883, il est mort, cette année, en Angleterre 89 personnes qui étaient âgées de plus de 100 ans; dans ce total il y avait 79 *femmes* et 10 hommes.

Sur 859 habitants français ayant dépassé en 1876 l'âge de 80 ans, il y avait 493 femmes, et sur les 1.419 individus se trouvant dans le même cas en 1886, il y avait 977 femmes contre 442 hommes.

Plus on réfléchit à cette infériorité vitale de l'homme, plus on se rend à l'évidence que l'expression « sexe faible » appliquée aux femmes n'a point de raison d'être. Il faudrait admettre plutôt, en se basant sur des données fournies par l'embryologie, que la femme possède relativement plus d'éléments de vie que l'homme. Dans le monde animal il suffit de bien nourrir la mère pour augmenter la proportion de naissances féminines. En soumettant au régime de la faim les chenilles des phalènes et des papillons, elles deviennent mâles. Il ne faut, d'autre part, que bien nourrir des brebis (expérience de Girou) pour en avoir des agneaux femelles.

Plus le pays est pauvre, plus il y a de naissances masculines. Après chaque guerre l'appauvrissement et l'affaiblissement vital des deux sexes nous vaut une augmentation de naissances masculines. La population anglo-saxonne, réputée la plus forte, a un surcroît marqué de naissances féminines. Les jumeaux devant se partager la nutrition dans le sein de leur mère, et par cela même condamnés à une faiblesse relative, naissent presque toujours garçons.

Cette loi paraît générale, car on l'observe également dans le monde végétal. Les pucerons de nos rosiers et des autres arbres fruitiers donnent une progéniture femelle en été, et, condamnés aux privations et aux souffrances, en automne, une progéniture masculine.

Quoi qu'il en soit, si la longévité devait être considérée comme un bienfait spécial du ciel, la femme y aurait trouvé une compensation de certains préjudices, qu'elle ne cesse de reprocher à la mère nature.

V

Lorsqu'on prononce le mot *centenaire* ou *extrême vieillesse*, immédiatement dans notre esprit naît l'idée de décrépitude, de maladie, accompagnée de milliers de vices ou défauts attribués aux vieillards. Mais étudiez cependant de plus près la vie des centenaires et vous serez agréablement surpris de leur présence d'esprit, de la vivacité de leur mémoire, de la fertilité de leur intelligence, de la douceur de leurs manières. Si toutes ces vertus ne sont pas inhérentes au très grand âge, il n'est pas dit non plus qu'il en soit absolument privé. Qui de nous n'a connu des octogénaires aussi robustes que des hommes de cinquante ans, bons, affables, pleins d'indulgence, de bon conseil et d'amour pour leur prochain? On a constaté même ce fait consolant pour les centenaires que les hommes, après avoir dépassé l'âge de 90 ans, deviennent plus solides et d'une résistance plus grande qu'avant cette époque de leur vie. La destruction de certaines facultés physiques et intellectuelles sert ordinairement d'indice de la mort prochaine. Les organismes ainsi atteints survivent rarement à l'âge critique de 75 à 80 ans et s'en vont cédant la place à leurs rivaux plus robustes, plus résistants. La nature fait de la sorte elle-même le triage et ne conserve ordinairement, après l'âge de 90 ans, que des organismes exceptionnellement doués. Arrivés à l'âge suprême, ils recommencent comme une vie nouvelle, semblables aux rares arbres qui refleurissent à l'automne, pour la deuxième fois.

Blandin rapporte ce fait curieux (constaté du reste par Haller et tant d'autres) que chez certains vieillards qui ont dépassé l'âge critique de 80 ans on a reconnu la troisième dentition.

Dans ses *Leçons de clinique médicale*, Graves nous apprend, entre autres choses, que Mary Hern eut de nouvelles dents à 110 ans et que ses cheveux, de blancs qu'ils étaient devenus, reprirent leur couleur primitive.

Peter Bryan (de Tynan) eut de nouvelles dents à 117 ans. Il en fut de même de Mme Angélique Demangieux (de Noueillac) à l'âge de 90 ans.

Le Dr Graves affirme également l'authenticité du cas de Mme Watemorth, qui, à l'âge de 80 ans, recouvra sa vue, très affaiblie depuis des années, et garda ainsi ce sens précieux jusqu'à sa mort, survenue à sa quatre-vingt-quinzième année.

Le même phénomène se manifesta chez une parente du naturaliste de Saint-Amand qui, à l'âge de 90 ans, reconquit le don de se servir de ses yeux.

Quant à la faculté génitrice, elle persiste très souvent chez l'homme même au delà de 100 ans. Témoin, François Naillé qui, à l'âge de 100 ans, avait si peu de respect pour ses cheveux blancs qu'il eut un enfant *naturel* (c'est le cas de souligner le mot) avec une villageoise de son pays natal. Il n'en est mort de honte que dix-neuf ans après, à l'âge de 119 ans, bien enregistrés. Le baron de Capelli, mort à 107 ans, laissa sa quatrième femme enceinte de son huitième enfant.

L'histoire abonde en exemples de vieillards qui, arrivés à l'âge extrême, brillaient encore par leur énergie et leurs facultés intellectuelles.

Archimède a découvert ses miroirs ardents à 75 ans; Epiménide, le philosophe crétois, âgé de 100 ans, continue à émerveiller ses contemporains par sa haute intelligence. Théophraste enseignait encore, après la limite de 100 ans, ses maximes mémorables sur les caractères. Solon, Zénon, Pythagore, Diogène se distinguaient par leur vivacité et leur fraîcheur d'esprit même après l'âge de 90 ans, et Démocrite ne cessait de railler la folie humaine à 95 ans, comme il le faisait, du reste, dans sa bonne jeunesse. Platon composa plusieurs de ses dialogues à 80 ans, et Caton apprit le grec après avoir dépassé cet âge avancé.

Michel-Ange, le Titien et Leeuwenhoek firent des tableaux à quatre-vingt-dix ans. Hokoushaï, le célèbre dessinateur japonais, offrait au public de véritables chefs-d'œuvre après avoir dépassé 80 ans.

Alexandre de Humboldt, Chevreul et tant d'autres savants étonnaient encore à 90 ans leur entourage par leur mémoire et leur intelligence, qui semblaient croître avec le temps. Il en fut de même chez certains hommes d'État modernes, comme Gladstone (né en 1809), Bismarck (né en 1815), qui, jusqu'au dernier moment de leur séjour ici-bas, n'ont rien perdu de leur vigueur intellectuelle, malgré leur vie politique des plus agitées. Notre Institut, avec ses glorieux correspondants, présente à l'heure qu'il est un exemple des plus intéressants pour la science de la longévité.

Ses doyens les plus réputés brillent non seulement par un nombre d'années respectable, mais encore par leur verdeur de pensée toujours rayonnante et toujours productive.

A leur tête marche d'abord M. Legouvé, qui continue, malgré ses 90 ans bien sonnés, à publier des volumes pétillants d'esprit.

A côté de lui, M. Damour, de l'Académie des sciences, âgé de 89 ans, et travaillant toujours au profit des découvertes scientifiques.

L'Institut comptait à la fin de l'année 1900 1 nonagénaire, 21 membres qui ont dépassé 80 ans, et dans leur nombre Verdi, le grand compositeur italien, né en 1813, et 69 septuagénaires.

Il n'est pas rare de voir les centenaires conserver, non seulement toute leur lucidité d'esprit et une santé inattaquable, mais aussi leur belle humeur d'antan.

Rappelons le curieux exemple du doyen de l'armée française, un nommé Delpeuch (du village de Mazze, au Cantal), qui, en 1856 (année de sa mort), à l'âge de 130 ans, fit la bonne farce à la Commission militaire de se présenter pour tirer au sort. Disons, du reste, que Delpeuch assistait à la bataille de Fontenoy et faisait partie de ces fanfarons de la gloire militaire qui, sous le commandement d'Auteroche, engagèrent les Anglais à tirer les premiers.

Tout dernièrement vivait encore à Auberive-en-Royen (Isère) une certaine Mme Durand, connue sous le nom de la « mère Girard », âgée de 135 ans. Son acte de naissance, enregistré dans la paroisse de Saint-Just-de-Clast, porte la date du 22 septembre 1740. En 1864 elle fêta solennellement le centième anniversaire de son mariage. Ancienne cantinière, elle avait eu une vie un peu mouvementée avant de s'établir paisiblement dans sa commune natale. On ne lui avait connu qu'une seule tendresse, du reste bien innocente et n'ayant jamais été poussée trop loin : ce fut celle de l'eau-de-vie de marc.

Le Dr Schaertlin, l'auteur d'un intéressant travail sur les *Mesures de prévoyance en faveur des fonctionnaires et employés fédéraux* (Berne, 1889), indique les chiffres suivants qui prouveraient que les vieillards sont généralement plus valides qu'on ne le pense. Sur 67.630 hommes qui ont dépassé vingt ans, il y en avait à 60 ans 29.751 de valides et jouissant de la plénitude de leurs organes, et seulement 6.403 invalides ; à 70 ans, 7.944 bien portants et 12.806 invalides ; à 80 ans, 17 contre 5.990 invalides.

Mais passons aux idées d'ordre plus général.

B. — LA LONGÉVITÉ COMPARÉE

Y a-t-il moyen de tirer quelques indications positives des exemples de longévité que nous offrent l'histoire et les statistiques comparées? Est-ce l'insuffisance du nombre des données, est-ce la défectuosité de la méthode employée dans les très rares ouvrages consacrés à cette question ? le fait est là : à l'heure qu'il est, il n'est pas possible de formuler une loi quelconque au sujet de la longévité. Pour vivre très longtemps, il suffit tout simplement... de ne pas mourir. Voilà la philosophie suprême de toutes les théories de longévité.

Comme le bonheur, elle fait les délices de ceux qui la méritent le moins. Constatons cependant que la modération dans la dépense de l'énergie vitale et un régime alimentaire approprié semblent être les conditions nécessaires de l'extrême vieillesse.

Mais voici quelques exemples qui prouveraient le contraire :

Romilius Pollion, le centenaire romain, attribua sa vitalité aux frictions huileuses et au pain trempé dans du vin qui était sa seule nourriture.

Marie Priou, mort à l'âge de 158 ans (en 1838), aux environs de Saint-Beit (Haute-Garonne), ne vécut pendant ses dernières années que de fromage et de lait de chèvre.

Une vie ascétique et retirée du monde, au milieu de privations de toutes sortes, ont valu à saint Antoine 105 ans, à son compagnon Macaire 110 et à l'ermite Paul 113 ans.

D'autre part, Gladstone et Bismarck jouirent d'une douce vieillesse, malgré une vie des plus remplies, vie de fièvre, de déboires, de succès, de triomphes et de dépits.

Tantôt les simples d'esprit atteignent 120 ans ; tantôt les philosophes et les savants, comme Socrate ou Humboldt, approchent de près la centaine.

Les uns vivent longtemps, après des années d'orgie ; les autres, ayant mené une vie sobre et pratiqué une exemplaire tempérance.

D'après William Kinnear, qui a étudié tout récemment la statistique des centenaires américains, les mêmes obstacles qui interdiraient aux riches d'entrer dans le royaume des cieux les empêchent également de devenir centenaires. En somme, pour vivre longtemps, il faut vivre pauvre. L'auteur prouve sa thèse en s'appuyant sur des données qui ne nous paraissent point concluantes. Le *Registrar general* d'Écosse, pour 1894, vient cependant à sa rescousse et semble lui donner raison.

Les trois *doyennes* des seize centenaires écossaises, décédées au cours de cette même année, étaient âgées de 105 ans. Deux d'entre elles, tombées dans l'indigence, vivaient de la charité publique ; la troisième était veuve d'un pauvre jardinier ; les treize autres centenaires appartenaient aux plus pauvres classes de la société. C'étaient de vieilles domestiques ou des femmes de pauvres artisans.

En 1894 également, la statistique écossaise signale le décès de cinq hommes ayant dépassé 100 ans. Voici la profession à laquelle se vouaient ces vieillards : un maraîcher, un tisserand, un berger, un terrassier, un laboureur. Pas un ne payait une taxe quelconque sur le revenu, pour la simple raison que pas un n'avait la petite fortune nécessaire pour figurer sur la liste des contribuables.

Constatons du reste que les statisticiens se montrent en général réfractaires à cette thèse. La table dressée à ce sujet par Casper serait plutôt des plus décourageantes pour les pauvres. D'après lui, sur 1.000 individus riches et 1.000 pauvres, vivent encore :

A l'âge de	Pauvres.	Riches.
5 ans	655	943
10 »	598	938
20 »	566	886
30 »	527	796
40 »	446	693
50 »	338	357
60 »	226	398
70 »	117	235
80 »	71	57
90 »	4	15
100 »	0	0

Les riches auraient par conséquent trois fois moins de chances que les pauvres d'atteindre 80 ans et quatre fois plus d'arriver à 90 ans.

La vérité se trouve comme toujours au milieu. Si la richesse nous épargne certaines privations qui déciment les classes pauvres, elle endort d'autre part nos facultés de résistance. Les maladies qui nous menacent constamment, sauf les maladies contagieuses, ont plus de prise sur les classes riches que sur les pauvres. Les riches ne jouissent de la longévité que dans les pays anglo-saxons, où ils tâchent de développer par l'exercice des différents sports leur énergie vitale. Mais la richesse produit plus souvent une influence néfaste sur la santé par les abus de toutes sortes auxquels elle invite. Sans parler de l'alcoolisme, qui s'empare sous ses formes élégantes des classes privilégiées, il y a surtout l'abus de la nourriture, souvent plus nuisible que les privations. D'après la judicieuse remarque du professeur Charles Richet et du comte Tolstoï, nous mangeons tous presque trois fois plus que ne le réclame notre organisme. D'où les maladies incalculables qui raccourcissent avant le terme la vie des humains.

Un démographe américain, M. French, qui a étudié dans les *Annals of Hygien* les rapports entre les occupations et la longévité, en a tiré cet enseignement décisif : que pour vivre très longtemps, il faut surtout s'adonner au travail en plein air. Ses recherches portent sur une période de 43 ans, au cours de laquelle il a relevé tous les décès, par âge et par profession, survenus dans l'État de Massachusetts. En examinant une liste de 238.792 individus, âgés au moins de 20 ans et ayant une occupation déterminée, French est arrivé à cette solution que d'une manière générale ceux qui travaillent en plein air et se livrent aux occupations physiques vivent plus longtemps que les autres.

Tandis que les employés, les ronds-de-cuir du Massachusetts ne dépassent pas en moyenne 49 ans, les financiers, comptables et banquiers atteignent 49,6 ; les professeurs, prêtres et docteurs, 52,16 ; les cordonniers, barbiers et joailliers, 45,5 ; les cultivateurs, agriculteurs et fermiers jouissent de la moyenne de 66,3 années.

Une circonstance qui corrobore les conclusions de M. French, c'est que les demoiselles du téléphone, qui mènent une vie sédentaire par excellence, n'ont que la moyenne de 39 ans.

Lorsqu'on songe à l'écart qui sépare la limite de la vie des fonctionnaires de celle des cultivateurs, on se sent pris de pitié à l'égard de ces prétendus budgétivores auxquels on livre une guerre impitoyable des deux côtés de l'Océan.

La Providence si juste leur empoisonne les délices de leur travail paisible en leur enlevant presque seize ans de leur vie en faveur des agriculteurs, récompensés de leur dur labeur par une plus longue vitalité.

Quel enseignement suprême contiendrait cette statistique de la longévité professionnelle! Hommes! semble-t-elle crier à nous tous, lâchez vos occupations funestes à votre santé, la vie et les émotions des villes, et retournez au soleil, à la terre nourricière, car le salut n'est que dans le travail des champs!

Mais peut-on se fier à la statistique? Cette science à tout faire nous fournit elle-même de quoi démolir ces conclusions sentimentales.

Il suffit de se rappeler les données de Casper, qui a dressé une statistique des plus solides de la longévité professionnelle.

Pour le savant allemand, ce sont les théologiens qui auraient les plus grandes chances de survie. Leur moyenne serait de 65,1 ans ; suivent les marchands, avec 62,4 ; les employés et les fonctionnaires, avec 61,7. Les agriculteurs ne viennent qu'après les fonctionnaires avec 61,6, et les militaires avec 59,6.

Les médecins et les professeurs auraient les plus faibles chances d'atteindre l'extrême vieillesse. Leur moyenne est de neuf ans au-dessous de celle des théologiens.

Dans ces conditions, les amoureux de l'existence n'auraient qu'à louer Dieu ou à s'efforcer d'expliquer ses desseins pour vivre longtemps sur terre !

Certaines données puisées dans la vie du haut clergé semblent justifier cette situation privilégiée des ecclésiastiques. Lors du Concile de Rome, en 1870, on a établi une statistique de 766 évêques et archevêques qui en faisaient partie. Or, dans le nombre il y avait 3 évêques âgés de 96 ans; 2 de 90 ; 20 de 80 à 85; 46 de 75 à 80 ; 79 de 70 à 75; 164 de 60 à 65; 133 de 55 à 60, etc., etc.

Et les savants, les hommes de lettres? A en juger d'après les travaux cités plus haut de Benoiston de Châteauneuf et de M. Potiquet, la moyenne de vie des académiciens était de 68 ans et 10 mois au XVIIIe et de 71 ans et un mois au XIXe siècle.

Les travaux concernant la longévité des hommes de lettres sont du reste si peu probants qu'il serait difficile d'en tirer une conclusion quelconque.

Les hommes politiques bénéficient d'une situation assez favorable dans la bataille pour la longévité. Là où la vie publique coule d'une façon paisible et normale, sans ces agitations violentes, ces polémiques qui ont une si fâcheuse répercussion sur la longévité des élus, il n'y aurait point de raisons pour mettre ses représentants dans un état d'infériorité.

En Angleterre, où la reine Victoria fêtait en 1897 sa 60e année de règne, il y avait encore récemment des hommes politiques qui y « fonctionnaient » depuis bientôt 70 ans. Tel, par exemple, le comte Mansfield, âgé de 92 ans, qui pendant 11 ans a fait partie de la Chambre des Communes et fut membre de la Chambre des Lords pendant 57 ans, ce qui fait un total de 68 ans.

M. Charles Pelham-Villiers, né en 1802, siégeait et représentait le district de Wolverhampton depuis 1835.

En France, où les maîtres du pays changent à tout instant, il faut s'adresser plutôt au Sénat, et là même parmi ses *membres inamovibles*, pour se persuader du même fait consolant, à savoir : que la vie active n'est point incompatible avec la longévité.

Les seize sénateurs inamovibles que la France comptait vers la fin de l'année 1900 représentaient un total de 1.200 ans, soit 75 ans comme moyenne. Leur doyen était M. Wallon, âgé de 87 ans, secrétaire perpétuel de l'Académie des inscriptions et belles-lettres. Il avait dépassé son cinquantenaire parlementaire (il fut élu pour la première fois en 1849, représentant du Nord à l'Assemblée législative) et il a fêté en 1900 le cinquantenaire de son entrée à l'Institut. Suivent MM. Gouin, 82 ans ; Emile Deschanel et Dumon, âgés de 79 ans ; Cazot et Denormandie, 78 ; le duc d'Audiffret-Pasquier, 76 ; Magnin, 75 ; Berthelot et Clamageran, 72 ; le général Billot et de Marcère, 71 ; Bérenger, 70.

Un démographe américain, William Roscoe Tayler, déjà cité plus haut, s'est efforcé de dresser la statistique de longévité des hommes d'État au XIXe siècle (*Forum*, février 1899). D'après lui, la moyenne de leur vie est de 71 ans. L'auteur ne cite à l'appui de sa thèse que 112 célébrités, appartenant surtout à la race anglo-saxonne. Voici par exemple les noms des présidents successifs des États-Unis, et, en regard, l'âge qu'ils avaient atteint au moment de leur mort :

J.-A. Adams est mort	à 81	ans		Johnson est mort	à	67	ans
Van Buren —	à 80	»		Taylor —	à	66	»
Jackson —	à 78	»		Pierce —	à	65	»
Buchanan —	à 77	»		Grant —	à	63	»
Fillmore —	à 74	»		Lincoln —	à	54	»
Tyler —	à 72	»		Artgur —	à	54	»
Hayes —	à 71	»		Polk —	à	54	»
W. H. Harrison —	à 68	»		Garfield —	à	50	»

Ce qui nous offre une moyenne de 67 ans à laquelle peuvent prétendre les présidents des États-Unis.

Les « premiers » britanniques sont même sous ce rapport encore mieux partagés. Leur moyenne atteint environ 77 ans, ainsi :

Gladstone est mort	à 89	ans		Goderich est mort	à	77	ans
Wellington —	à 83	»		Aberdeen —	à	76	»
Palmerston —	à 81	»		Derby —	à	70	»
Grey —	à 81	»		Melbourne —	à	69	»
Russell —	à 80	»		Peel —	à	62	»
Disraeli —	à 77	»					

Chose curieuse : en comparant la vie des éminents hommes d'État du continent, nous arrivons à dégager une moyenne de tous points semblable à celle des hommes d'État anglo-saxons. Voici les noms des hommes qui ont eu l'honneur de diriger à des époques différentes le sort des peuples européens :

L'Empereur Guillaume	est mort	à	91	ans
B. Saint-Hilaire	—	à	90	»
Léon XIII	a dépassé		90	»
Schmerling	—	à	88	»
Pie IX	—	à	86	»
Metternich	—	à	86	»
Broglie	—	à	85	»
Gortchakoff	—	à	85	»
Capponi	—	à	84	»
Crémieux	—	à	84	»
Bismarck	—	à	83	»
Jules Simon	—	à	82	»
Nesselrode	—	à	82	»
Crispi	a dépassé		81	»
Pozzo di Borgo	—	à	78	»
Louis-Philippe	—	à	77	»
Beust	—	à	77	»
Joseph Bonaparte	—	à	76	»
Ollivier	a dépassé		75	»
Deak	—	à	73	»
Favre	—	à	71	»
Gramont	—	à	71	»
Szechenyi	—	à	69	»
Minghetti	—	à	68	»
Louis Bonaparte	—	à	68	»
Andrassy	—	à	67	»
Decazes	—	à	67	»
Ratazzi	—	à	65	»

Napoléon III	est mort	à	65	ans
Ferry	—	à	61	»
Victor-Emmanuel	—	à	58	»
Walewski	—	à	58	»
Frédéric Ier	—	à	57	»
Morny	—	à	54	»
Cavour	—	à	51	»
Gambetta	—	à	44	»

Et plus on étudie la statistique des professions, plus on se persuade qu'il y eut peu de rebelles à la longévité. A l'exception des marchands de spiritueux et de certains travaux dans les usines, la profession importe peu, pourvu qu'on l'exerce conformément aux exigences de l'hygiène.

Il y a cependent une profession qui nous fournit, sous le rapport de la longévité, des données surprenantes. C'est celle des danseuses. A vrai dire, le genre de vie spécial que nécessite l'exercice de la jambe en l'air paraît en apparence peu conforme aux exigences formulées par l'hygiène en faveur de la macrobiotique. Et cependant, depuis la vénérable Elia Catula, qui dansa aux Juvénales étant âgée de plus de 80 ans, jusqu'au dernier recensement parisien, que de glorieuses carrières remplies dans ce domaine par les grandes danseuses, qui furent si souvent doublées de grandes cascadeuses devant l'Éternel!

Il suffirait donc, pour vivre longtemps, de faire, homme ou femme, comme Siméon Stylite ou comme les Vestris, père, fils et femme, qui arrivèrent, en se tenant ou en pirouettant sur un pied, à des âges très avancés.

Mais si l'avantage de longévité échu aux danseurs et danseuses peut être contesté, il en est de même de celui dont bénéficieraient les gens mariés.

Il est vrai que la statistique donne à ces derniers plusieurs années de plus qu'aux célibataires, mais ils n'y arrivent pas trop fréquemment. Parmi les centenaires, on remarque un nombre presque égal de célibataires et de gens mariés. Nous avons vu plus haut que certains célibataires, comme les ecclésiastiques catholiques, ont beaucoup de chances d'arriver à l'âge de 100 ans et même de le dépasser.

Il en est de même également des nonnes, dont plusieurs ont fourni l'exemple d'une vieillesse des plus robustes.

D'après le Dr P. Foissac, la commune de Villapourçon, située dans le département de la Nièvre, aurait compté en 1852 six centenaires, trois hommes et trois femmes, tous les six, chose singulière, ayant vécu dans le célibat.

L'intéressante enquête publiée par la *British Medical Association*, en 1886, signale la petite taille comme un indice de longévité, la plupart des centenaires étant toujours d'une taille au-dessous de la moyenne.

Il y a toutefois un facteur qui exerce une influence incontestable sur la durée de notre vie, c'est l'hérédité. Si vous voulez savoir d'une façon approximative combien d'années il vous reste à jouir des bienfaits de la vie, consultez les registres de vos ancêtres. Plus vous y trouverez de gens ayant joui d'une verte vieillesse, plus vous avez de chances d'en profiter à votre tour.

Comme le disait déjà Jérémie : les pères mangent des raisins verts et les dents des enfants en sont agacées.

L'hérédité de la longue vie est du reste admise comme un axiome dans la pratique des sociétés d'assurances.

Le Dr Haegler, médecin en chef de la Société Bâloise d'assurances sur la vie, déclare dans son manuel des prévisions de la durée de la vie (*Ueber die Factoren der Widerstandskraft*, etc., etc.) que l'enquête sur la longévité héréditaire dans la famille de l'assuré est de beaucoup plus importante pour les sociétés d'assurances que l'examen des conditions individuelles de son existence.

Les centenaires sont pour la plupart les rejetons de parents qui ont vécu longtemps. Il importe d'étudier la longévité des deux parents respectifs, et si seulement l'un des deux atteint l'extrême vieillesse, l'enfant a d'autant plus de chances de survie qu'il lui ressemble davantage.

Les exemples de la longévité héréditaire abondent dans tous les pays. Citons quelques cas contrôlés.

Le général Cunningham Roberts raconte dans ses lettres que sa tante Miss Elisabeth Gray est morte en 1588, âgée de 107 ans et 11 mois. Parmi ses onze frères et sœurs qui lui ont survécu, deux sont morts à l'âge de 91 et 92 ; deux à 87 ; deux à 86 ; trois à 77, 80 et 85 ; un seulement est mort n'ayant atteint que 70 ans !

Un médecin anglais, le Dr B. Richardson, s'est même efforcé de formuler une sorte de loi de longévité, basée sur les tendances héréditaires (*Longman's Magazine*, juillet 1898). Il suffit, d'après lui, de prendre le nombre d'années qu'ont passé sur terre votre père et votre mère, vos deux grands-pères et vos deux grand'mères, de faire l'addition et de diviser le total par six. Le quotient de cette division correspond au nombre d'années que vous vivrez à votre tour. Il corrige du reste son système en y faisant entrer l'influence des tempéraments. Les sanguins vivraient le plus longtemps (normalement de 75-80); viennent ensuite les nerveux (entre 60-75); les bilieux ne dépassent presque jamais ces limites, tandis que les deux premiers s'écarteraient assez souvent des bornes que leur assigne le médecin anglais (75-80 et 60-75).

La longévité héréditaire ouvre une perspective des plus vastes sur l'horizon vital des générations futures. La moyenne de la vie croissant avec chaque siècle, le nombre des centenaires ira de même en augmentant et, le principe d'hérédité s'en mêlant, il faudrait espérer logiquement qu'un XXXe siècle quelconque, à moins d'un cataclysme imprévu, comptera plus de centenaires vivants que plusieurs siècles précédents réunis.

Il est surtout une condition qu'on paraît négliger dans les calculs de la longévité, c'est celle de l'âge des parents au moment de la naissance de leurs enfants.

Le démographe hongrois M. Joseph Korösi, en se basant sur 24.000 cas examinés par lui, est arrivé aux conclusions suivantes:

Les hommes de 25 à 40 ans donnent naissance aux enfants ayant la plus grande résistance vitale; les enfants nés de pères au-dessous de 25 ans et au-dessus de 40 ans meurent ordinairement jeunes. Quant aux mères, les enfants auxquels elles donnent le jour entre 20 et 35 ans ont plus de chances de survie; entre 35 et 40 ans leur longévité est de 8 0/0 et entre 40 et 45 ans de 10 0/0 inférieure à ceux de la précédente catégorie.

Les 2e, 3e, 4e et 5e enfants de la même mère ont plus de chances de longévité que les enfants qui naissent à leur suite.

C. — La vie humaine ne cesse d'augmenter

I

Que faut-il faire ou plutôt ne pas faire pour atteindre les extrêmes limites d'âge? Quelles sont, en outre, les bornes de la vie? Voici deux séries de questions d'ordre différent, pouvant constituer dans leur ensemble une science spéciale, la *gérocomie.* Elle n'existe qu'à l'état de nom. Ayant des liens de parenté intimes avec l'hygiène en général, elle pourrait traiter des phénomènes spéciaux qui la distinguent nettement des sciences similaires. Tandis que l'hygiène nous fournirait les renseignements nécessaires pour arriver à la vieillesse, la gérocomie devrait prendre l'homme à l'âge extrême et le conduire jusqu'à sa longévité possible. La gérocomie aurait avant tout une histoire des plus riches, les hommes ayant de tout temps cherché, sans jamais le trouver, le suprême moyen de se rajeunir et d'arrêter ou paralyser l'influence nuisible des temps sur l'évolution de notre organisme.

Au XVIIIe siècle, l'alchimiste Geber inventa un *élixir rouge* à base d'or pour rajeunir les vieillards; au XVIe, Paracelse a eu son *alcahest*, une eau immortelle, devant combattre toutes les maladies de l'humanité, y compris la vieillesse.

Ni l'élixir, ni l'alcahest n'ont pu rien faire pour leurs glorieux inventeurs, car tous deux en sont morts, le premier à peine âgé de 50 ans et Paracelse n'ayant atteint que 47 ans.

Aux Indes, nous dit la science occulte, il y a des thaumaturges opérant le miracle du rajeunissement, mais ceux qui le pratiquent sont presque toujours des vieillards eux-mêmes. Semblables à ces auteurs ingénieux de brochures indiquant le moyen de réaliser un million à Monaco et qui n'ont eux-mêmes jamais le sou dans leurs poches, ils oublient de se guérir personnellement et meurent de la belle mort, commune à nous tous.

Tout récemment, deux médecins de Chicago, le professeur A. C. Wiener et Joseph R. Hawley, en renouvelant les procédés de Brown-Sequard, ont essayé de rajeunir leurs contemporains en leur injectant du sérum de génisse. Avec cette confiance qui caractérise les savants d'outre-Océan, ils annoncèrent qu'ils étaient sur la piste d'un moyen des plus efficaces contre la mort. N'importe. Leur prédécesseur direct, le professeur B.-F. Robert, à qui ils avouent avoir emprunté la méthode, est mort, par une singulière ironie du sort, bien jeune, ce qui n'est pas précisément fait pour inspirer trop de confiance dans leur théorie.

Car pour nous débarrasser de la mort, il faudrait changer l'homme dès sa naissance. D'après le célèbre biologiste américain C.-S. Minot, la vieillesse est un phénomène qui se manifeste dès notre première enfance. Notre puissance d'accroissement en poids, ce signe de vieillesse, diminue à mesure que s'accroît l'âge.

Comment ce phénomène se produit-il ? On sait le rôle important du noyau (la substance nucléaire) dans nos tissus, nos cellules. Or, ce noyau du jeune âge, à l'âge adulte et jusqu'à la mort s'atrophie. Il ne cesse de perdre de son volume, tandis que le protoplasme devient sans cesse de plus en plus abondant. Dans ce dépérissement du noyau, auquel nous sommes condamnés dès le début de notre vie, gît la raison de notre vieillesse et de la mort.

Comme le disait déjà Bichat, nous mourons en détail, dès notre âge le plus tendre.

Si nous ne pouvons, cependant, rien pour rendre l'immortalité à notre enveloppe terrestre, il dépend beaucoup de nous de la conserver le plus longtemps possible. Le paradoxe que l'homme ne meurt pas, mais qu'il se tue lentement, a, dans beaucoup de cas, sa profonde raison d'être. Car, en réalité, nous vivons à peine le tiers ou la moitié de la vie que comporte notre organisation.

II

La *gérocomie* aurait pu nous rendre service en nous apprenant ses mystères d'une façon plutôt négative que positive. Dans l'impossibilité où elle se trouverait de nous révéler les secrets de la longévité, elle pourrait nous dévoiler au moins les raisons évidentes de la mort accélérée. Mise en regard de l'hygiène, la gérocomie serait caractérisée comme science des causes simples et promptes qui attirent la mort, comme l'aimant attire le fer.

Que de découvertes insoupçonnées !

Sait-on, par exemple, que le tabac nuit plus à la santé que ne saurait le faire l'usage immodéré du vin ! Le physiologiste E. Pflüger démontre dans sa curieuse plaquette sur l'art de prolonger la vie humaine (*Ueber die Kunst der Verlängerung des menschlichen Lebens*, Bonn, 1890) que dans la nombreuse filière des centenaires qu'il a eu l'occasion d'étudier, il n'a trouvé qu'un seul fumeur âgé de 107 ans. Et cependant, il n'y avait pas mal d'amoureux et d'amoureuses de l'alcool. C'est ainsi que la vénérable Johanna Obst, qui a atteint la limite de 155 ans, buvait, depuis déjà si longtemps qu'elle en avait oublié la date, deux verres d'eau-de-vie par jour. Un chirurgien lorrain, Politiman, se trouvait dans un cas analogue : il n'a cessé de boire depuis sa vingt-cinquième année et s'enivra presque quotidiennement jusqu'à l'âge de 140 ans. Ces deux vieillards, de même que plusieurs autres, remarque mélancoliquement Pflüger, auraient sans doute encore dépassé leurs âges extrêmes, sans l'influence pernicieuse de l'alcool, tandis que les fumeurs s'esquivent de la vie toujours avant de conquérir les galons de centenaire.

La bière de Munich, dont l'usage se répand de plus en plus en France, présente presque le même danger que le tabac, d'après les statistiques établies par Sendtner (*Ueber Lebensdauer und Todesursachen bei den Biergewerben, München, Mediz, Abhandlungen*, 1891).

L'auteur s'est basé sur les tables de mortalité dressées pendant une période de trente ans. Les maladies de cœur, causées par l'usage immodéré de la bière, causent dans la ville de Munich plus du tiers de la mortalité. Or, dans la capitale de la Bavière, la moyenne de consommation annuelle de bière par habitant est de 416 litres. Si on ajoute que la bière contribue à engendrer et à nourrir d'autres maladies, on comprendra facilement le mal produit par cette boisson dite saine et innocente. Ajoutons que le chiffre des maladies de cœur a considérablement augmenté depuis quinze ans en Allemagne parallèlement à la consommation démesurée de la bière, constatée depuis cette époque.

Les sociétés d'assurances, qui aujourd'hui comptent parmi les plus fidèles fournisseurs de la science future de la *gérocomie* (elle pourrait trouver dans leurs comptes rendus des bases toutes prêtes pour des généralisations théoriques), se sont vivement émues des dangers créés par l'abus de la bière. C'est ainsi que certaines sociétés anglaises d'assurance sur la vie n'acceptent point comme clients, des brasseurs de bière, trop exposés aux tentations d'une consommation excessive.

Dans les environs de New-York, les macrobes ont créé un cercle de longévité. Les douze membres réunis de l'Ozone Park à Brooklyn Borough, siège de cette société étrange, représentent environ 1.100 ans de vie humaine. Quel beau chiffre et combien il est instructif! Les membres du cercle s'imposent sans doute en praticiens éminents à tous les curieux de la science de la longévité. Car ils ont su non seulement étendre les limites de la vieillesse, mais aussi l'affranchir des maux multiples qui l'assiègent. Or, tous, questionnés sur leur façon de vivre, ont déclaré avoir eu horreur de l'alcool et du tabac.

Voici un fait, dans un autre ordre d'idées, qui a coûté et coûte la vie à des millions d'hommes. De nombreuses observations nous ont appris que la vitalité du monde animal est en rapports directs avec la durée de son adolescence. Plus l'époque de l'adolescence est reculée, plus on jouit de celle de la maturité. Il en est de même chez l'homme. Or, l'éducation et l'instruction données aux enfants se trouvent en contradiction flagrante avec les indications de cette loi *gérocomique*. Tous nos efforts tendent vers l'avancement rapide de la maturité physique et intellectuelle.

Il n'y a plus d'enfants! tel est le cri des parents qui ne cessent cependant d'augmenter leurs efforts pour que leur progéniture sorte le plus vite possible de l'ornière de l'enfance. Or, non seulement les années ainsi dérobées à la nature ne servent point à l'être humain, mais celui-ci, bien au contraire, paye extrêmement cher, par la diminution de sa vitalité, cette erreur de l'éducation. Ce serait sortir de notre sujet que de vouloir étudier les influences néfastes qu'exerce cet état de choses sur la mentalité et la constitution organique de l'homme. Bornons-nous plutôt à indiquer les renseignements que nous fournit à cet égard l'étude de la longévité.

On sait que les éleveurs, guidés par le désir de faire fructifier rapidement leurs capitaux, réussissent à avancer la croissance et la maturité de certains animaux.

Or, toutes les fois qu'ils avancent ainsi l'état de la puberté, ils ne le font qu'aux dépens de la longévité. Les moutons de l'espèce Oxford et Hampshire vivent moins longtemps et perdent plus tôt leur dentition que les moutons dont on ne contrarie pas l'évolution naturelle. Un éleveur anglais très connu, F. W. Walker, constate qu'il est vrai qu'on arrive à faire avancer la maturité des lapins polonais de six semaines, mais ce qui est non moins vrai, c'est que ces lapins vieillissent et meurent avant l'âge.

Il en est de même dans le monde des plantes. Arthur Smith, qui a plaidé avec tant d'éloquence l'existence d'une faculté cérébrale chez les plantes (*The Brain power of plant*), raconte que chaque effort tendant à accélérer la croissance artificielle des plantes réagit d'une façon très nuisible sur leur constitution physiologique. Les plantes éclairées la nuit par la lumière électrique grandissent brusquement, mais l'année suivante elles n'ont que quelques pousses et beaucoup d'entre elles meurent d'une mort précoce.

La *gérocomie* prêcherait évidemment avec plus de succès que ne peut le faire la morale, les vertus de la sobriété. Quoi, par exemple, de plus encourageant que cette observation faite par le Dr Humphrey, qui s'était consacré à l'étude sur le vif de 66 centenaires. Tous avaient un excellent estomac, résultat de la modération de leur vie. Quarante-neuf d'entre eux auraient même pu répéter avec Noël des Quersonniers qu'ils ne s'étaient jamais aperçus de leur digestion. Il y avait, dans le nombre, des buveurs d'eau, de vin; des mangeurs de légumes ou de viande; mais tous en usaient modérément. Les cinq ivrognes qui faisaient partie de la collection du

Dr Humphrey étaient, grâce à leur pauvreté, réduits à une sobriété involontaire et n'avaient recours au vin que dans des cas extrêmement rares.

Pour vivre 100 ans, li ne faut point se borner, comme la tante de mesdemoiselles Bessière, à manger en une semaine deux ou trois biscuits, vivre comme un perroquet et être sèche comme le bois d'un vieux violon (Voltaire), mais on peut plutôt mener la vie de cet aimable Saint-Evremond qui, à 88 ans, écrivait à Ninon de Lenclos : « ... Je mange des huîtres tous les matins, je dîne bien ; je ne soupe pas mal ; on fait des héros pour un moindre mérite que le mien, pourvu qu'on ait le bon esprit de mettre en pratique cette bonne devise de l'Ecole de Salerne : *Hæc tria : mens hilaris, requies, moderata diaeta* (bonne humeur, le repos (après le travail), un régime modéré). »

III

D'après Buffon, la durée *naturelle* de la vie humaine serait de 90 à 100 ans. Les gens dépassant les 100 ans seraient envisagés à ce point de vue comme des phénomènes analogues aux hommes d'une stature au-dessus de la moyenne.

S'il y en a qui n'arrivent pas à cette limite, c'est parce qu'ils se laissent tuer par les maladies qu'engendrent ordinairement leurs propres vices. La plupart meurent, du reste, par le chagrin, nous dit avec raison Buffon.

Pour Haller, l'homme est l'animal qui vit le plus longtemps, car il peut même atteindre jusqu'à 200 ans!

Le Dr Flourens, le célèbre physiologiste français, en se basant sur l'opinion émise à ce sujet par Aristote et reprise par Buffon, croit pouvoir définir scientifiquement la durée normale de la vie humaine : c'est la durée de l'accroissement (dont le terme extrême serait la réunion des os à leurs épiphyses) multipliée par cinq. L'accroissement d'un cochon d'Inde se prolonge pendant 7 mois; celui du lapin, 12; du chat, 18 mois; chez le chien, 2 ans; chez le lion, 4 ans; chez le bœuf, 4 ans; chez le cheval, 5 ans; chez le chameau, 8 ans; chez l'homme, 20 ans; et leur vie ordinaire est de 25 ans pour le cheval, 40 ans pour le chameau, 20 ans pour le bœuf, etc. L'homme aurait, par conséquent, une durée normale de 100 ans, s'il ne faisait pas son possible pour abréger cette longévité à laquelle il tient cependant tant.

Un siècle de vie normale, qui peut être doublée d'un siècle de vie exceptionnelle, autrement dit les deux siècles de Haller, voilà la belle limite d'âge que peuvent rêver les hommes attachés à la vie si souvent hantés par l'appréhension de leur mort prochaine.

La perspective de dépasser 100 ans, qui ne sourit à présent qu'aux êtres faisant exception, pourra devenir, un beau jour, une règle générale pour l'humanité du XXVe au XXXe siècle après Jésus-Christ.

Il suffit d'étudier la statistique comparée de la longévité à travers les générations pour s'apercevoir, comme nous l'avons constaté plus haut, que la moyenne de notre existence ne cesse de grandir.

Les progrès de l'hygiène; l'augmentation du bien-être des classes laborieuses; les progrès de la sérumthérapie, qui a révolutionné la science médicale en lui donnant des moyens de lutter avec les maladies infectieuses, ce facteur le plus important pour la longévité humaine, forment autant d'éléments qui permettent peut-être d'approcher le beau rêve caressé par les auteurs de la *Genèse*. Mathusalem, l'ancêtre de Noé, n'était, d'après la récente critique biblique, qu'un mythe, mais qui sait si, grâce aux progrès énumérés plus haut, ce mythe ne deviendra pas un jour une réalité? Lorsque l'air liquide aura détruit les mauvais effets de l'insalubrité des grandes villes et que la synthèse chimique nous délivrera des poisons contenus dans l'alimentation frelatée; lorsque l'électricité facilitera la vie en adoucissant ses peines; quand la paix universelle nous débarrassera de la mortalité sur les champs de bataille; quand enfin l'humanité, ainsi affranchie de la misère et des instincts guerriers, de même que du principe débilitant de la haine, aura trouvé son but dans le domaine vivifiant de l'amour et de la fraternité universelle, ce sera le règne de la longévité se rapprochant de ses lois naturelles!

Depuis les découvertes de Pasteur, que de vies humaines sauvées! La longévité a par ricochet progressé d'autant. Prenons par exemple la fièvre typhoïde. En comparant les chiffres fournis par la statistique du ministère de l'Intérieur en France pour les deux périodes de 1884-1890 et 1891-1896, on voit que, pour toute la France, la mortalité causée par ce fléau est tombée de 5 à 3. Et la cause de cette amélioration? C'est, comme l'a justement remarqué M. Brouardel dans son discours d'inauguration du *Congrès de l'Association française pour l'avancement des sciences* (1899), que chacun s'est pénétré de cette vérité que l'eau contaminée est un danger.

Que sera-ce lorsque la médecine nouvelle fondée sur la sérumthérapie arrivera à diminuer la mortalité effrayante causée par la tuberculose et le cancer? Il est avéré que la France compte annuellement 150.000 morts victimes de la phtisie. Admettons pour l'instant que la guérison de la tuberculose à l'aide du suc animal, préconisée par MM. Jules Héricourt et Charles Richet, parvienne à donner les résultats que ses inventeurs en attendent, et voilà du coup la mortalité française considérablement diminuée et, à sa suite, la moyenne de notre longévité accrue de plusieurs années.

Ce qui est en tout cas certain, c'est que la *moyenne de la vie humaine augmente* au lieu de diminuer.

Mais, nous dit-on, la vie agitée de nos jours, les préoccupations de plus en plus insensées de l'humanité qui pense, crée, lutte et souffre, réagissent d'une façon désastreuse sur la longévité des humains. Et en faisant cette objection, on a en vue surtout les cérébraux, les écrivains et les artistes qui, d'après la croyance commune, font marché de dupe en échangeant contre les années inappréciables de la vie l'illusion de leur gloire.

Cependant, lorsqu'on examine de près le préjugé de la vie courte chez les intellectuels, on s'aperçoit que leurs œuvres ont un sort plutôt éphémère, mais non point leur vie sur terre. Sous ce rapport, leur moyenne n'est point au-dessous de celle des autres métiers.

On serait donc mal venu de vouloir s'alarmer outre mesure du risque que la vie intellectuelle de plus en plus intense ferait courir à la longévité.

Or, la vie inerte et irréfléchie n'a pas, pour nous, une bien grande valeur. Ce que nous apprécions surtout, c'est la vie consciente d'elle-même, la vie des êtres pensants. Dans ces conditions, il devient très consolant de pouvoir se convaincre que la vie intellectuelle, la vie de l'esprit avec toutes les joies qu'elle procure, n'est point inconciliable avec la longévité

Tous ceux qui gémissent sur la brièveté de notre séjour ici-bas peuvent puiser dans ces considérations un baume doux et consolant. La vie, loin d'être courte, peut devenir presque indéfinie comme le malheur pesant sur l'humanité. La période de 60 ans comme vie normale était déjà longue ; 100 ans nous ont paru comme un gouffre infranchissable ; la possibilité de vivre jusqu'à 150 et même 200 ans a de quoi nous donner du vertige.

Et en y réfléchissant, on se sent porté à bénir la bonne Nature qui n'a pas cru utile de nous faire boire jusqu'à la dernière goutte la coupe de vitalité placée en nous...

D. — Guérison de la vieillesse

Nous ne mourons même pas centenaires. Pourquoi cette mort précoce ? Pourquoi mourons-nous ? Éternel débat qui nous a déjà valu tant de traités explicatifs n'expliquant rien du tout ! Vouloir résumer les raisons qu'on nous en donne, depuis les théologiens jusqu'aux biologistes, serait une tâche exigeant des centaines de volumes et du reste complètement inutile. L'humanité s'intéresse surtout aux moyens d'éviter la mort, mais non point aux motifs occultes de son existence sur terre.

Laissons donc de côté les mille et une causes citées par nos prédécesseurs et signalons-en une qui mérite plus d'honneur qu'on ne lui en accorde généralement. Cette cause méconnue, c'est la peur de la mort. L'homme, arrivé à un certain âge ou même à un certain état d'âme, subit une sorte d'autosuggestion de la mort. Il se croit alors parvenu à sa fin et se nourrit autant des appréhensions de la mort que des aliments vitaux. A partir de ce moment, la mort le fascine. Il voit avec angoisse ses appels partout et toujours. L'attente philosophique et salutaire de l'au-delà cède la place à la crainte nerveuse et lâche d'être séparé de la vie.

On se nourrit de cette crainte, on s'en intoxique et on en meurt. L'homme obsédé par cette pensée mange mal et digère encore pis. Son système nerveux s'ébranle et son organisme reste sourd aux stimulants de la vie qui nous viennent du dehors. Les regrets de la vie qu'il croit s'évanouir lui font perdre les ressources vitales de son organisme dans une tristesse sans bornes et des maladies sans nom.

Si l'on était persuadé que les soixante-dix ans qu'on a atteints sont loin d'être la limite de notre vie, on fournirait peut-être une carrière double. Il suffirait souvent de reculer les barrières factices de la longévité, il suffirait d'infiltrer aux hommes la conviction d'une vie de cent cinquante ans qui les attend pour qu'ils arrivassent à les conquérir L'autosuggestion, qui va jusqu'à provoquer dans l'organisme humain des ankyloses et des blessures matérielles, nous impressionnerait, dans ce cas, d'autant plus que son action ne manquerait pas de réagir sur tout notre être. Car n'oublions pas que la crainte de la mort nous prive de tout, sans excepter la faculté de vivre.

Même sur le champ de bataille périssent avant tous et presque toujours ceux qui tremblent le plus devant la mort. Ils y pensent, ils y songent, ils se garent, voulant l'éviter, et elle les choisit de préférence et s'abat sûrement sur ceux qui la fuient.

C'est peut-être dans cette circonstance que réside la raison de la terreur qu'on découvre sur les visages des morts qui jonchent les champs de bataille.

Scrutons le passé et surtout le présent des centenaires et nous serons étonnés de l'indifférence qu'ils témoignent pour le dénouement suprême. Celui-ci paraît être le cadet de leurs soucis, et ils s'acheminent vers les limites de la vie presque toujours sans se préoccuper de la mort.

On prête à un homme âgé de cent vingt ans cette boutade qui mériterait d'être acceptée comme un des principes fondamentaux de la gérocomie. Comme on lui demandait s'il craignait la mort, il répondit :

— A cent dix ans autant qu'à soixante, et à soixante autant qu'à vingt, c'est-à-dire jamais. J'ai songé toujours à bien vivre, persuadé que cela me procurera la mort à son heure et sous ses formes les plus alléchantes.

Le dédain de la mort, c'est encore une des façons de prolonger la vie. Car celle-ci agit à notre égard comme les femmes : elle se donne surtout à ceux qui lui montrent de l'indifférence et abandonne les soupirants qui la fatiguent le plus de leur attachement démesuré.

Le moyen suprême de ne pas mourir trop tôt, c'est de cultiver les devoirs de la vie et le mépris de la mort.

II

Après tout, la vieillesse, qui nous jette violemment dans les bras de la mort, n'est point une nécessité aussi cruelle et inéluctable qu'on le pense ordinairement. Entendons-nous : on ne découvrira peut-être jamais la fontaine de Jouvence, dont rêvaient les anciens. Dans leur croyance naïve, ses eaux rendaient éternellement jeunes ceux qui s'y baignaient, en leur offrant la force de résistance aux effets destructifs de l'usure de l'organisme. Mais prenons garde. Ce qui n'était qu'un mythe a certaines chances de devenir une réalité scientifique. Moins belle que le rêve de ceux qui se fiaient aux vertus de l'ancienne nymphe de Jupiter, elle ne tuera pas la vieillesse, mais elle la reculera pour de longues années. Car la biologie moderne a conçu le projet héroïque de s'attaquer directement à la vieillesse elle-même. Elle croit possible de reculer la date de son échéance. L'organisme humain se trouverait ainsi à l'abri de ses menaces. Il sera, comme nous le verrons plus loin, défendu par toute une armée de guerriers bien résolus à ne pas laisser l'ennemi surprendre le corps, confié à leur surveillance.

Pour comprendre la possibilité de cette révolution si ardemment désirée par tous les humains, essayons de saisir l'explication physiologique de la vieillesse d'après les données toutes récentes de la science biologique.

Nous distinguons dans le sang, à côté des globules rouges, connus sous le nom de phagocytes, dont la fonction est de fournir aux tissus l'oxygène de l'air, des globules blancs, des leucocytes, bien moins nombreux, mais remplissant néanmoins des fonctions importantes. Les phagocytes et leucocytes sont tous deux des êtres unicellulaires dont la mission est de préserver notre organisme de toutes sortes de microbes. Dès que ces parasites se montrent, l'armée alliée des phagocytes et leucocytes se jette sur les nouveaux venus et les dévore. Cette opération ne se fait pas toujours avec toute la promptitude et l'efficacité désirables. Tantôt l'armée de l'invasion est trop forte, tantôt celle de la défensive est trop faible. La lutte se poursuit alors longue et cruelle, et du résultat de ces batailles prolongées dépend, en somme, la sécurité et même la vie de notre organisme. Victorieux, les microbes envahisseurs s'emparent du corps humain et, après l'avoir mis à contribution, en affaiblissent la résistance, accélèrent sa décrépitude et provoquent sa mort. Ces batailles continues forment la condition essentielle de notre vie. Dans les mystères de notre individualité, les yeux exercés d'un biologiste moderne découvrent des combats héroïques de myriades d'êtres autour de l'intégrité et de la sécurité de notre organisme.

Mais ces luttes incessantes amènent de nombreux blessés. Sur le champ de bataille gisent des cellules affaiblies, incapables de remplir leurs fonctions naturelles, voire même des morts. Il importe que ce déchet soit le plus vite éliminé, car dans ce microcosme qu'est l'intérieur de notre organisme, de même que dans les batailles entre peuples, les cadavres et les agonisants ne peuvent pas coucher impunément et éternellement sur place. Il faut procéder, coûte que coûte, aux obsèques et à l'élimination des morts du milieu des vivants. C'est le rôle qui incombe également à la vaillante armée des phagocytes et des leucocytes.

Poursuivons notre comparaison. De même que dans un État plus ou moins mal organisé, ceux qui sont appelés à défendre son territoire se tournent souvent contre ceux-là mêmes à qui ils doivent leur protection, de même nos gardiens unicellulaires dirigent leurs armes contre l'Etat (l'organisme) qu'ils sont censés défendre. Cette guerre fratricide est d'autant plus aisée que les tissus dont sont composés nos organes deviennent à leur tour victimes de contradictions flagrantes.

Nos organes principaux, tels que le foie, le cerveau, le rein, présentent deux qualités de tissus. Il y a d'abord le tissu conjonctif, sorte de charpente vulgaire, et ensuite le « tissu noble », c'est-à-dire les cellules propres à chacun des organes, chargés d'accomplir et accomplissant leurs fonctions naturelles. L'affaiblissement de chacun de ces organes est provoqué par la disparition ou l'affaiblissement de ces éléments nobles. Leur place se trouve prise par le tissu conjonctif qui, d'essence inférieure, se développe avec rapidité dans tous les sens, dans toutes les directions. Le terme médical, la sclérose, l'artériosclérose, définit précisément l'opération qui nous intéresse. En perdant ses cellules nobles que vient de remplacer le tissu conjonctif, l'organe se durcit et cesse de fonctionner normalement. Voilà comment se manifeste l'affaiblissement du cerveau ou la maladie du foie et des reins.

III

Revenons à nos bons ou plutôt mauvais gardiens. En s'apercevant de la déperdition de nos organes, et à mesure que les éléments nobles se montrent de plus en plus faibles, ils se jettent sur eux et les détruisent comme s'ils n'étaient que des intrus vulgaires. Devant l'ennemi intérieur, les cellules nobles se montrent impuissantes. La sclérose envahit nos organes, autrement dit la vieillesse accourt à grands pas, et la mort, résultat final de la sénilité, apparaît proche et menaçante.

Quels sont cependant ces mauvais soldats qui trahissent ainsi leur cause sacrée?

M. Metchnikoff nous annonce comme résultat de ses longues observations (voir ses travaux publiés en 1899, dans les *Annales de l'Institut Pasteur* et dans l'*Année biologique*) qu'il faut distinguer parmi nos gardiens (phagocytes ou leucocytes) deux catégories de types : les *microphages*, munis de plusieurs noyaux cellulaires, et les *macrophages*, qui n'ont qu'un seul noyau. Or, tandis que les premiers remplissent consciencieusement leur devoir de défenseurs de notre patrimoine organique, les seconds, véritable armée de prétoriens, massacrent ceux-là mêmes qu'ils ont la mission de défendre.

La solution du problème est facile à dégager. Les macrophages, en véritables criminels, nuisibles à notre santé et auteurs presque exclusifs de notre sénilité, doivent être chassés de notre organisme. Il faut leur ôter la possibilité de continuer et même de commencer leurs méfaits.

Habitué à l'action salutaire des différents sérums contre l'action pernicieuse des microbes, M. Metchnikoff a voulu appliquer un sérum capable de détruire les macrophages. Quel coup rude on porterait à la vieillesse, comprise comme décrépitude de notre organisme, si l'on arrivait à anéantir ses puissants alliés ! Le sérum a été très, ou plutôt trop efficace : son action, loin de se borner aux leucocytes ou phagocytes munis d'un noyau, a atteint en même temps les bienfaisants microphages, l'armée fidèle et les soldats rebelles. Il a donc fallu renoncer provisoirement à l'aide de ce sérum, en attendant d'en trouver un autre agissant exclusivement sur les macrophages.

Dans l'intervalle, l'Institut Pasteur s'efforce de résoudre le problème d'une façon indirecte.

Si les ennemis intérieurs arrivent aussi facilement à s'emparer de nos cellules, c'est que celles-ci n'offrent pas de résistance à ce genre d'attaques. N'oublions pas que dans notre jeunesse les éléments nobles de nos tissus sont également exposés aux appétits voraces des macrophages et cependant ceux-ci n'arrivent pas à les entamer. C'est que leur vigueur a empêché toute velléité de rébellion des soldats infidèles. Au lieu donc de détruire les macrophages, ne vaudrait-il pas mieux fortifier les éléments nobles et les mettre en état de résister avec vigueur aux dangers menaçants? En partant de ce point de vue, les biologistes de l'Institut Pasteur s'appliquent à trouver des remèdes spéciaux, sorte d'auxiliaire qui empêcherait les tissus nobles de déchoir. Il s'agit de fournir une série de sérums devant tantôt fortifier le foie, le rein ou le cerveau. Ces remèdes une fois connus, nous reculons par cela même les limites de la sénilité. On n'abolira pas la mort, car on ne reculera pas à l'infini son échéance. Tout s'use avec le temps, et à plus forte raison un organisme aussi subtil et compliqué que celui des êtres vivants. Mais rien que de permettre aux humains de jouir, pour un nombre d'années supplémentaires, des délices de la santé, de diminuer les souffrances et les humiliations de la sénilité précoce, est déjà un gain considérable qui pourrait changer la balance vitale.

Car, si on pouvait rétablir l'équilibre rompu entre les éléments cellulaires, dit avec raison M. Metchnikoff (*Année biologique*), on amènerait par là l'arrêt ou tout au moins une atténuation de l'atrophie sénile. La vieillesse deviendrait alors plus supportable, et *cet instinct de la mort naturelle* qui, dans l'état actuel, fait défaut *presque toujours*, pourrait peut-être se développer librement.

IV

Cette absence de l'instinct de la mort naturelle, à laquelle fait allusion le savant biologiste, a une importance incontestable au point de vue de la conception de la vie et de la mort. Chaque fonction physiologique accomplie provoque, comme nous le savons, un sentiment de satiété et de lassitude. Nous aspirons au sommeil après une journée de travail, ou au repos après avoir fait un copieux repas ou nous être livrés à des actes passionnels. Pourquoi, après avoir vécu un nombre d'années plus ou moins considérable, après avoir fatigué et même usé nos organes, est-il si rare ou presque impossible de trouver l'homme qui s'en va à la mort, ce repos normal, comme on va se coucher après une journée de marche harassante ?

Ne faut-il pas voir dans cette absence de l'instinct de la mort une preuve indirecte de ce fait que l'homme remplit rarement toute la carrière vitale qui lui est destinée? Avant même que ce sentiment de lassitude de la vie puisse se transformer en un besoin du sommeil éternel, l'homme disparaît, enlevé par une maladie fortuite ou par la sénilité arrivée avant la lettre.

Mais, nous répondra-t-on, cet instinct, dont le défaut paraît être tant regretté par certains biologistes, ne se manifestera peut-être jamais, pour cette simple raison que certains êtres élémentaires étant immortels, il se peut que l'homme aspire d'une façon inconsciente au privilège dont jouissent les protozoaires.

Et la question se pose : y a-t-il réellement des êtres immortels? D'après Weissmann et plusieurs autres biologistes de son école, tous les protozoaires, qui se reproduisent par division, seraient en réalité immortels. Ces êtres rudimentaires ne périssent, nous dit-on, jamais, car si nous les observons strictement, nous remarquerons que chaque amibe, en se divisant, donne naissance à deux autres amibes, celles-ci à leur tour se divisent en quatre autres et ainsi jusqu'à l'infini. La mort dans ce milieu d'infiniment petits brillerait ainsi par son absence.

La matière du premier protozoaire observé, enseigne Weissmann, n'a cessé d'exister à travers les dédoublements consécutifs de ses successeurs. Ce sont toujours les fragments de la même matière qui nous ont servi de point de départ. Ce morceau minime a sans doute augmenté considérablement à la suite des multiplications innombrables de sa descendance, mais il n'a jamais disparu, il est toujours le même et nous ne prévoyons pas la possibilité logique de sa disparition.

Mais, en réalité, les amibes immortelles de Weissmann ne sont point immortelles. Elles jouissent d'un privilège de mourir sans laisser de cadavre, ce qui est déjà beaucoup. Mais de là à leur attribuer la vertu d'immortalité, c'est peut-être aller trop loin. Il résulte des observations les plus minutieuses auxquelles s'est livré M. Maupas[1] que la thèse de Weissmann fait faillite, dès le moment où elle se trouve soumise à un examen méticuleux du sort que subissent les générations successives des protozoaires.

Prenons avec M. Maupas une amibe : la *Stylonichia pustulata*, petite masse ovulaire, dont il faut environ

[1] « Recherches expérimentales sur la multiplication des infusoires ciliés » (Arch. de zool. expérimentale et générale, 1888) et « le rajeunissement karyogamique chez les ciliés » (*Idem*, 1889).

dix millions pour remplir un centimètre cube. Isolons-la. Elle se divise. Isolons un produit de cette division successivement et à mesure que le dédoublement s'opère. Cette opération ne manquera pas d'être fatigante, car chaque individu se divise cinq fois dans les vingt-quatre heures ! Faisons le petit calcul et nous nous apercevrons que chaque individu donne ainsi naissance à dix billions d'êtres vers le milieu du septième jour ; autrement dit, une seule *stylonichia* peut produire un kilogramme de protoplasme en six jours et demi.

La puissance moléculaire de ces petits êtres est tellement considérable qu'on a calculé qu'à la 150e génération, tous les individus issus d'une seule *stylonichia*, réunis en une masse compacte, donneraient une sphère un million de fois plus volumineuse que le Soleil !

En isolant les individus, nous les forçons de nous livrer le secret suprême de leur reproduction. Procèdent-ils toujours d'une façon aussi chaste, comme on le pense, et n'ont-ils au service de leur multiplication que le procédé de dédoublement? D'après M. Maupas, lorsqu'on isole les individus et empêche par cela même un accouplement quelconque, les générations successives nées par le dédoublement s'atrophient et dégénèrent de plus en plus. Un moment arrive même où les prétendus immortels meurent de leur belle mort et disparaissent complètement. Cela demande une certaine suite de générations. Les *Stylonichia* sont exposées à la disparition au bout de la 215e génération obtenue par le dédoublement; tandis que les amibes du genre des *Leucophrys* ne succombent qu'à la 660e génération.

Entre les protozoaires qui meurent dans les laboratoires et les protozoaires qui croissent d'une façon aussi prodigieuse dans la nature, il n'y a que cette différence que les protozoaires, laissés en liberté, ne se fient jamais à leur prétendue immortalité, au salut par le dédoublement, mais procèdent à la conservation de leur espèce, comme nous autres mortels, par l'accouplement. Dès lors nous n'avons plus affaire à une immortalité de l'espèce, mais à l'immortalité du plasme germinatif qui vit à travers les temps et les générations de même que dans les autres espèces de la nature animée.

Les protozoaires ne jouissent ainsi que du bienfait de disparaître sans laisser de cadavres, privilège que peuvent leur laisser, sans trop l'envier, les animaux de toutes les échelles vitales, en considération de tant d'autres inconvénients de leur existence trop simpliste.

L'immortalité des êtres vivants n'existe pas à notre connaissance au sens que lui attribuent les weissmannistes. L'homme devant mourir, comme tout être vivant, au bout d'un temps plus ou moins long de son passage sur terre, il est naturel de s'étonner que le sentiment de lassitude naturelle de la vie ne précède pas chez lui le moment suprême de sa mort. Autant que nos modestes connaissances de la vie des bêtes autorisent à le penser, elles fournissent une carrière plus normale au point de vue de la longévité et il n'est pas rare de les voir attendre la mort avec la sérénité du voyageur franchissant, après une longue fatigue, le seuil d'une maison hospitalière. L'organisme humain, tiraillé dans tous les sens par le tourbillon de la vie, arrive à sa destruction bien avant la limite que lui avait tracée la nature, destruction hâtive, anormale, effet du jeu hasardeux des organes compromis, viciés et usés avant le temps. La mort dans ces conditions est presque toujours un coup de foudre. Imprévue et douloureuse, elle nous épouvante par son approche difficile à prévoir ou à définir et nous remplit de sentiments amers, comme un malheur immérité.

Devant chaque cas de mort on entend les mêmes récriminations, les mêmes plaintes, les mêmes regrets d'une vie anéantie prématurément. Les souffrances et les humiliations de la vieillesse contribuent encore à augmenter le désarroi où se débattent les humains.

La conception nouvelle de la vieillesse comme maladie spéciale nous ouvre des horizons réconfortants. Tout fait espérer que la méthode préconisée par l'Institut Pasteur donnera tôt ou tard des résultats bienfaisants. Appliquée sous forme de sérum dirigé contre les phagocytes destructeurs de nos tissus nobles ou de sérum réparateur des tissus eux-mêmes, la nouvelle voie où se dirigera la médecine est pleine de promesses roses pour l'humanité de demain.

L'explication des causes de la sénilité pourra peut-être se modifier et la théorie ingénieuse de Metchnikoff subir quelques assauts, mais l'idée de venir en aide à l'organisme luttant contre l'usure paraît être définitivement assise. C'est ainsi que le

Dr G. Marinesco, l'auteur de curieuses études sur la mort de la cellule nerveuse, a cru possible de combattre l'explication de la sénilité adoptée par Metchnikoff. Il prétend notamment avoir trouvé des preuves convaincantes (*Comptes rendus de l'Académie des sciences* du 23 avril 1900) que dans la moelle et le cerveau d'individus âgés de soixante à cent dix ans, la sénescence de la cellule nerveuse ne consiste pas seulement dans la diminution du corps cellulaire, mais qu'elle est le résultat de nombreuses modifications intérieures, accessibles au microscope. Dans leur nombre, le Dr Marinesco cite l'accumulation dans l'intérieur de la cellule d'une quantité croissante de substance pigmentaire, souvent assez considérable pour nuire au fonctionnement de la cellule. Par contre, l'auteur admet l'existence des macrophages devant détruire la cellule nerveuse, et, par cela même, il croit pouvoir affaiblir la portée de la théorie phagocytaire de la vieillesse. Mais tout en se montrant hostile à l'explication des raisons intimes du mal, il s'inscrit pour l'efficacité de la thérapeutique préconisée par Metchnikoff. Il croit aussi pouvoir empêcher les manifestations de la sénescence en ayant recours à des substances dynamo-géniques (sérum ou suc des animaux très jeunes), devant combattre la vieillesse et stimuler l'énergie affaiblie des cellules.

On arrivera ainsi, grâce aux moyens venus du dehors, non seulement à prolonger les étapes de la vie, mais à rendre la vieillesse plus sereine, plus digne des humains, et l'approche de la mort presque insensible. Couronnement d'une série d'efforts auxquels chaque organe, chaque partie de notre moi aurait contribué dans la limite de ses moyens naturels, la délivrance de la vie arriverait comme le sommeil du laboureur tombé de fatigue. La menace de la fin rendra notre existence de moins en moins amère et perplexe. On s'y résignera de cœur léger, comme on se résigne à subir la perte de la vie par le sommeil, sans se préoccuper de ce que ce sont précisément les heures dérobées à notre vie consciente.

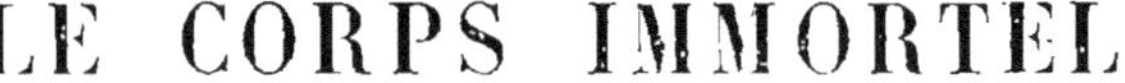

LE CORPS IMMORTEL

CHAPITRE II

LE CORPS IMMORTEL

A. — La vie dans le cercueil

I

On admet que l'âme est immortelle. La plupart des hommes y croient, les religions l'enseignent et les sages l'acceptent de confiance. Personne n'a cependant vu l'âme, pas même ce célèbre savant parisien qui en donna des épreuves illustrées. Qu'importe? On a la conviction et un besoin intime de l'éternité de l'âme humaine, et cela nous suffit.

Nous n'avons point l'intention d'affaiblir cette croyance, sublime espoir des mourants, consolation suprême d'abandonnés. On devrait dire de l'âme ce que le philosophe a dit de Dieu : « Si elle n'existait pas, il faudrait l'inventer pour le plus grand bonheur des hommes. »

A côté de l'âme se trouve notre corps visible, palpable et admirable. Dans notre vie d'ici-bas, il joue souvent le rôle dominant. Source d'où découle la perpétuation de l'espèce, il lui fournit, en outre, ses raisons vitales, ses joies et ses tristesses, ses extases et ses défaillances, son ciel et son enfer. Le corps est le maître absolu des mortels, de même qu'un de ses organes, l'estomac, est, à l'heure qu'il est, la base de toutes les agitations et de toutes les révolutions qui ensanglantent notre terre.

Or, il se trouve que le corps, aussitôt notre conscience terrestre éteinte, est voué à un oubli méprisable. L'homme meurt, nous mettons son corps dans un tombeau, sorte de boîte à l'oubli éternel.

Nous songeons quelquefois à l'âme du disparu, nous nous remémorons ses pensées, nous nous inclinons devant sa dernière volonté, mais nous oublions à tout jamais le corps qui nous fut cher, à qui nous devions quelquefois maintes raisons des joies de ce monde.

Jamais ingratitude ou inconscience humaine ne furent plus flagrantes, car, quoi qu'on dise, les cadavres continuent à vivre sous terre. Leur vie de nature différente ne cesse d'être une vie d'après la signification biologique. En effet, qu'est-ce que la vie, sinon la mort lente? Arrivée avec notre naissance, elle nous accompagne, elle nous guette et va avec nous à l'infini. Ce qui est à nos yeux le dénouement suprême, le saut dans l'inconnu, n'est peut-être pour le corps que la dernière page du premier volume. Le second commence, de suite, à dérouler devant nos yeux son évolution brusque et rapide. Le corps mis en bière ne cesse pas d'être un corps. Il a sa vie propre à lui, comme l'ont les myriades de plastides qui continuent à en faire partie... A-t-il sa conscience?

Combien d'hommes vivants l'ont-ils? Du reste, qu'en savons-nous? Ignorer un fait ne suffit point pour le nier. Max Verworn est convaincu, d'une façon absolue, que tous les processus sont inconscients chez les protozoaires; Luigi Luiciani dit exactement le contraire. Lequel des deux a raison?

Balbiani, Binet croient, après Ehrenberg et tant d'autres illustres biologistes, que la plupart des facultés psychiques des organismes supérieurs appartiennent aux protozoaires. Et il suffit de lire ceux-là mêmes qui, comme Jennings ou Le Dantec, s'efforcent de contester la vie psychique chez les infiniment petits[1] pour concevoir des doutes sérieux sur ce sujet. Lorsqu'on observe les paramécies qui se réunissent en groupes nombreux pour la consommation commune des bactéries, leur choix des endroits les plus propices pour leur développement, on se sent gagné par la conviction qu'au fond de tous ces processus vitaux, il y a quelque chose de plus qu'un déterminisme implacable des réactions et des mouvements. En définitive, nous sommes aussi bien fondés à nier qu'à affirmer l'existence des facultés qui échappent à notre observation Nous sommes forcément condamnés à attribuer par analogie à ces petits êtres certaines sensations ou des désirs que nous retrouvons chez les êtres supérieurs. Après tout, nous ne connaissons pas nos capacités *per se*, en elles-mêmes; nous ne voyons et ne constatons que leurs manifestations extérieures.

[1] Le Dantec : « Recherches sur la digestion intra-cellulaire des Protozoaires » (Bull. sc. de la France et de la Belgique, 1891), ou Jennings : « The Psychology of a Protozooh. » (Amer. Journal of Psychology, 1899).

Qu'est-ce que la conscience? Qu'est-ce que la vie? Pascal et Claude Bernard ne nous enseignent-ils pas qu'il n'y a pas de définitions possibles des choses naturelles?

II

Constatons avant tout cette vérité flagrante que l'existence souterraine de notre corps est bien plus animée que celle qu'il a menée au-dessus de la terre où on l'ensevelit. Si la vie est le mouvement, comme disaient les anciens, le monde des tombeaux en déborde. Aussitôt la bière fermée, des êtres aussi chers à la source principale des choses que le sont les humains remplissent d'un bruit fiévreux et agité notre dernier refuge.

Les tombeaux sont plutôt des lieux d'oubli pour ceux qui restent sur terre, mais non pour ceux qui s'y trouvent enfermés. Les batailles les plus formidables des vivants pâlissent en présence de celles qui se livrent dans les profondeurs de notre planète. Et leur stratégie, c'est celle des lois de la nature, éternelles, imposantes et implacables. Les générations d'êtres s'y suivent, s'emparent de nos restes, tantôt disparaissant dans nos atomes, tantôt se mariant avec nos tissus.

Pères de quelques humains sur la terre, nous devenons pères de myriades d'êtres dans ses profondeurs.

Le pessimiste dirait même que cette génération nous vaut des jouissances préférables à celles d'ici-bas. Ne soyons pas pessimistes...

III

Les compagnons de nos tombeaux n'attendent même pas notre séparation d'avec l'âme pour venir à nous. Déjà avant l'agonie, ses hérauts nombreux s'introduisent dans les ouvertures de notre corps et suivent avec le cortège funèbre jusqu'à l'enterrement. Arrivés sous terre, ils disparaissent afin de remplir leur mission fatale auprès d'autres mourants. Ce fut M. P. Mégnin, le savant membre de l'Académie de médecine, qui, le premier, observa que les insectes des cadavres, les « travailleurs de la mort », n'arrivent à table que successivement et toujours dans le même ordre. Leur action, accompagnée d'une émission de gaz odorants, signale par cela même l'état dans lequel se trouve le corps et invite les hôtes successifs. Et ils affluent en masse, pénètrent dans notre demeure et font un avec nos tendons, ligaments et peau, jusqu'aux insectes rongeurs qui, les dernières traces de l'humidité cadavérique disparues, arrivent et attaquent les restes des tissus desséchés et s'approprient jusqu'aux lambeaux de téguments momifiés !

Ce sont les mouches qui inaugurent l'œuvre des travailleurs de la mort! Grises, elles ressemblent à leurs sœurs, les mouches de la fenêtre, mais elles sont plus brillantes, on dirait plus attrayantes. Arrivées sur nos corps, elles y pondent des œufs microscopiques, oblongs. Ordinairement leur face et les côtés de leur face sont argentés. Les variétés diffèrent. Il y a, par exemple, la jolie espèce des mouches *Stabulans*, aux pieds noirs, aux mœurs rurales, qu'on rencontre dans les étables et surtout dans les pâturages. Leur besogne accomplie, elles cèdent la place aux *Lucilia*, d'un beau vert métallique brillant, généralement vert émeraude, ou d'un vert doré comme le sont les *Lucilia Cesar* au front blanc et aux reflets noirâtres.

Mais voici que leur stage est fini, et les *Lucilia*, de même que les *Sarcophages*, qui leur tiennent souvent compagnie, s'en vont en laissant le tout aux coléoptères du genre *Dermestes* et aux charmants lépidoptères du genre *Aglossa*. Ces derniers font partie de la famille des *Pyrales*, petits papillons voisins des teignes, qui se reposent le jour sous la verdure des feuilles et au crépuscule volent autour de la lumière...

Puis viennent les autres mouches, les *Pyophyla*, au corps luisant, à la tête petite, aux pieds nus, qui s'en vont majestueusement, suivies d'une autre série de diptères et de coléoptères accourant avec la fermentation ammoniacale, petits, au front large, et très friands des décompositions animales. Ils n'y séjournent pas non plus très longtemps, car déjà les *Acariens* attendent leur départ et arrivent pour faciliter la momification complète des parties organiques qui ont résisté à la fermentation butyrique, caséique ou ammoniacale...

Pas d'instant de silence et de répit. Leur place sera bientôt prise par les *Dermestes*, les *Attagènes* et les *Anthrènes*, les mêmes qui ont rongé nos étoffes de laine, les tapis et les fourrures, de notre vivant, des petits papillons aux ailes d'un roux cuivreux tacheté de noir ou d'un jaune clair sans tache...

Et la vie se succède ainsi au tombeau, une vie bruyante, une animation sans cesse renouvelée. *On y aime*, *on y procrée*, *on vit et on disparaît.* Le repos des tombeaux n'est qu'un leurre pareil à celui de la poussière en laquelle nos corps devraient être réduits.

M. Fumouse, dans une note sur les acariens, se livre à un calcul qui inquiétera sans doute vivement les croyants au repos dans les cimetières. D'après lui, chaque femelle des acariens est capable de pondre, dix à quinze jours après sa naissance, une quinzaine d'œufs. Faites le compte et vous obtiendrez de ces deux acariens 1.500.000 au bout de trois mois! Et lorsqu'on songe que chaque centimètre carré de notre corps peut contenir de 800 à 1.000 acariens, on voit quelles myriades d'êtres séjournent en nous et à côté de nous dans le monde des tombeaux!

IV

Combien plus logiques étaient sous ce rapport les anciens! Tout en ignorant les données de cette science admirable de l'entomologie des tombeaux inaugurée par Francisco Redi, ils paraissaient cependant deviner l'immortalité du corps. Avant de croire au Tartare et aux Champs-Elysées, ils étaient persuadés que le corps de l'homme continuait à vivre dans son tombeau.

Avec leur instinct simple et puissant, ils paraissaient déjà pressentir les drames de la vie qui se jouent sous les sarcophages. Ils font orner ceux-ci tantôt de scènes riantes, tantôt de bacchanales, symboles de la vie que ces marbres semblaient cacher à nos yeux. La mort n'était pour eux qu'un songe, comme la vie. Rappelons-nous la belle statue de la Nuit, tenant dans les bras ses deux enfants adorables : le Sommeil et la Mort, qui, tout entiers à leurs tendresses, joignent les lèvres dans un baiser profond. C'est que les Grecs et plus tard les Romains ne croyaient point à la destruction lugubre de notre corps. Avec leur esprit primesautier, inconscient dans le vrai, ils continuaient à apporter des aliments aux ancêtres ensevelis. Euripide, Eschyle, Virgile, Ovide, Lucrèce, Cicéron, tous ces auteurs qui nous sont chers, admiraient à leur tour cette coutume belle et attendrissante.

Avec le temps elle a changé de sens et pris la forme bâtarde de la nourriture des mânes.

Car à l'aurore de l'antiquité grecque, les produits qu'on apportait sur les tombeaux étaient destinés franchement au mort. On allait même jusqu'à creuser un trou pour que les aliments pussent lui parvenir.

Dans Eschyle, Oreste, suppliant son frère mort de lui être clément, dit :

« Si je vis, tu recevras de riches banquets, mais si je meurs, tu n'auras pas ta part du repas dont les morts se nourrissent. »

Iphigénie (Euripide) nous apprend avec son ingénuité que la suprême manière de réjouir les morts, c'est encore de verser sur leurs tombeaux le vin, le lait et le miel.

Mots de mysticisme superbes que ne comprendront les hommes de science que trente siècles plus tard!

En lisant les études sur l'entomologie des cadavres de nos jours, on croit entendre Lucien qui, avec son sens pratique, résume ainsi l'essence de la religion des morts :

« Un mort à qui l'on n'offre rien est condamné à une « faim perpétuelle. »

Les rites d'enterrement paraissaient indiquer à leur tour qu'on mettait au tombeau quelque chose de « vivant ». Achille sous la terre réclame sa captive Polyxène. C'est un anachronisme inconscient jurant avec nos idées modernes qui fait que nous continuons à prier sur les tombeaux. Si tout est fini avec la mort, si le corps n'est plus qu'une masse inerte et si l'âme erre à travers les espaces, que signifie notre pèlerinage instinctif vers les cimetières? Pourquoi allons-nous y porter nos tristesses, nos prières et nos douleurs ?

V

Le « jour des morts », tout le long de l'Europe croyante, les vivants vont visiter les êtres qui leur furent jadis chers. Un instinct pieux et invincible y conduit même tous ceux qui se montrent rebelles aux coutumes et à la foi, visites touchantes et édifiantes qui lient d'une façon saisissante les générations passées à celle de nos jours. On a beau parler de la spiritualité, de l'abstraction de l'âme humaine. Nos rapports avec les morts trahissent plutôt nos croyances matérialistes inconscientes, à leur égard. Nous allons vers les cimetières poussés par le besoin invincible de revoir, de parler, de nous confesser, de pleurer ou de soulager notre cœur — devant celui qui n'est plus et que nous allons cependant retrouver là et non ailleurs. La croyance à l'immortalité de l'âme se matérialise singulièrement, dit Maxime du Camp[1], c'est le corps, la dépouille désagrégée, disparue qui devient l'objet du culte réel. Il suffit de parcourir les cimetières de Paris ou de n'importe quelle autre grande ville ou village européen pour s'apercevoir que l'humanité s'oppose instinctivement à l'idée de l'anéantissement matériel de nos corps. Les tombeaux sont ornés de fleurs qui furent chères aux vivants ; on y va même pour faire participer le défunt aux joies et aux tristesses d'ici-bas. Les pages attendrissantes que

[1] *Paris, ses organes, ses fonctions et sa vie*, t. VI.

Maxime du Camp consacre au culte des morts à Paris prouvent même que dans cette ville, la plus versatile, la plus sceptique du monde, le culte des morts prend presque les formes de l'idolâtrie. Au Père-Lachaise ou dans les cimetières des environs de la capitale, on trouve souvent les mères éplorées apportant sur les tombeaux de leurs enfants leurs joujoux favoris, des soldats de plomb ou des poupées. Il n'est pas rare de voir les pauvres ouvriers aller cultiver, le dimanche, les jardinets funèbres de leurs aïeux.

« Un jour, raconte Maxime du Camp, au cimetière Montmartre, j'ai été très ému. A quelque distance d'une tombe que j'allais visiter, j'aperçois une jeune femme agenouillée... Elle chantait d'une voix très pure et mouillée de larmes l'air de la *Casta diva*. Je m'arrête, croyant être en présence d'une folle et ne devinant guère ce qu'une invocation à la lune signifiait en pareil lieu. La femme se releva, essuya ses paupières, m'aperçut et comprit sans doute mon étonnement. Alors elle me montra d'un signe de tête la tombe où elle s'était inclinée et me dit : « C'est maman, elle aimait cet air-là... » et s'éloigna en sanglotant. »

Affaiblie dans ces derniers temps, la coutume d'aller visiter les chers morts trouvera un appui dans le progrès de la science des tombeaux. Ainsi le raisonnement viendra donner sa sanction sublime à notre aspiration instinctive qui puisera désormais sa vitalité dans les indications de la science de demain.

Elle ira peut-être plus loin.

En dérobant un jour l'énigme des tombeaux, elle s'apercevra de quelle importance peut être l'intervention des vivants dans les drames intimes qui s'y jouent. Qui sait si les aliments mis dans les bières n'influent point sur l'évolution successive qu'y subit le corps humain ? Et alors renaîtra peut-être cette coutume touchante des anciens apportant des offrandes aux êtres sous terre. Et on dira avec les philosophes de la Grèce que ceux qui sont sous terre ne se sont pas encore acquittés de l'existence... Pour les aider à accomplir leur évolution, nous irons sciemment apporter des secours à ceux « qui ne sont plus », dans les luttes qu'ils continuent en dehors des vivants.

Nos promenades aux cimetières auraient alors un but humain et intelligent ! C'est ainsi que, ne pouvant plus rétablir la cité antique basée sur la religion des tombeaux, nous pourrions cependant faire renaître plusieurs de ses vertus. En faisant pénétrer dans la conscience moderne la foi à l'immortalité corporelle d'outre-tombe, nos conceptions sociales et intellectuelles s'en ressentiront comme d'un choc des plus bienfaisants. Adoptez ce dogme, faites-le rentrer dans l'esprit de nos contemporains et il en résultera une de ces révolutions morales qui feraient plus pour l'élévation de l'âme des vivants que les traités moraux les plus populaires.

B. — La religion des sépulcres

I

Dans nos sociétés établies sur l'idée de la propriété, la situation du pauvre empire tous les jours. On a beau discuter sur le patriotisme, il s'évanouit dans les âmes des misérables et des dépossédés. Leurs malheurs et leurs déceptions ne sont pas assez forts pour les attacher au sol. Ils deviennent des sans-patrie, des internationalistes pour qui l'amour de l'humanité n'est souvent que la haine de ses privilégiés et de ses élus.

Donnez à l'âme malade du peuple un réconfortant, une sorte de liaison palpable avec la terre de ses ancêtres. C'est dans le sépulcre qui contiendra désormais la partie vivante et intégrale de ses aïeux, des êtres qui lui furent les plus chers, qu'il trouvera un élément de plus pour l'attacher au sol natal.

Faisons un mouvement en arrière et rappelons de quelle utilité a été dans les temps ce principe inconscient. La religion domestique, la religion des sépulcres fut, en même temps, la religion du patriotisme, la raison de l'attachement suprême au pays.

On ne fait pas, il est vrai, revivre les croyances mortes, comme on ne ressuscite pas sur terre les hommes qui s'en sont allés. Les superstitions poétiques qui voyaient dans les ancêtres des héros protecteurs des vivants ne s'accommoderaient pas de notre civilisation raffinée.

Hérodote raconte que, dans la crainte d'Eacus, le dieu-ancêtre des Éginètes, les Athéniens ne voulaient pas leur déclarer la guerre. Après de mûres réflexions, ils se décidèrent à élever chez eux un temple à Eacus, à lui faire de grosses et nombreuses offrandes, et ce n'est qu'après trente ans d'un culte ardent et généreux qu'ils tombèrent sur les Éginètes et remportèrent une victoire éclatante. Ce pot-de-vin offert à un dieu étranger nous fait sourire; il fut considéré comme un trait de génie par les Athéniens, peuple d'un esprit si fin.

Les temps sont changés. Les sépulcres ne servent plus de refuges aux demi-dieux et notre vie moderne ne répond plus aux croyances antiques. Mais si nous ne pouvons nous emparer de la fleur, profitons au moins des parfums si doux qu'elle a semés sur la terre.

Le tombeau, ne pouvant influer sur notre organisation politique et sociale, peut cependant lui servir d'un puissant appui. Effleurons le sujet, dans l'impossibilité où nous sommes de l'épuiser.

Avant tout, cette série de transformations des corps suivant toujours la même loi d'évolution, se développant toujours sur la même ligne, a de quoi consoler les âmes des démocrates les plus farouches. Corps de roi ou de prolétaire, de milliardaire nourri de champagne et de nids d'hirondelles, ou de misérable qui, toute sa vie, n'a pas de quoi se payer quelques oignons crus, deviennent le séjour des mêmes Musca et Curtonevra qui ne font que tracer le chemin aux Calliphore ou Antomyia. Lorsque la fermentation des matières grasses touche à sa fin, vous pouvez être sûr que le corps d'un homme qui disposait de son vivant de millions de ses semblables n'arrêtera pas plus longtemps un seul lépidoptère que le corps de celui qui fut un paria sur terre.

Devant l'immortalité de l'âme qui ne nous fait voir aucun de ses secrets, celle du corps apportera, en attendant, une consolation pour les infiniment malheureux.

II

Ce sera également un appui formel pour l'immortalité de l'esprit. Les humains, las d'attendre ses preuves, commencent à montrer trop d'indifférence à son égard ou, impies, à la nier complètement. Cette immortalité partielle, plus saisissable et surtout plus compréhensible, donnerait un regain d'autorité à l'autre, en rendant plus intense ce sublime rêve de félicité qui persiste.

Les manifestations étranges de cette immortalité nouvelle nous effraient; les formes de décomposition qu'elle prend nous répugnent. Ce ne sont pas les choses qui sont laides ou répugnantes en soi, mais bien nos conceptions. En quoi les petits êtres le cèdent-ils aux grands et pourquoi un Dermeste ou une Lonchée, doux compagnons, ou même nos rejetons dans la vie des tombeaux, seraient-ils plus laids qu'un hippopotame ou un tigre se trouvant sur l'écorce de notre terre?

Hermodore, le bon philosophe de Thaïs, devant un petit âne de Corinthe portant deux paniers contenant l'un des olives blanches et l'autre des olives noires, prononce ces mots d'une vérité exquise :

« Voyez ces olives... Notre regard est agréablement flatté par le contraste de leurs teintes, et nous sommes satisfaits que celles-ci soient claires et celles-là sombres. Mais, si elles étaient douées de pensée et de connaissance, les blanches diraient : il est bien qu'une olive soit blanche, il est mal qu'elle soit noire, et le peuple des olives noires détesterait le peuple des olives blanches... »

L'homme doit être au-dessus de cette querelle d'aspects et de couleurs et goûter toujours et partout la grande harmonie de la nature, qui embrasse dans une égale étreinte tout : les hommes, les animaux, les plantes, la nature vivante et celle que nous croyons morte.

Les êtres ne valant du reste que par l'état de leur conscience, une fourmi vaut peut-être plus qu'un mammifère quelconque, et une simple Lucilia à laquelle nous donnons naissance dans nos tombeaux, plus qu'une fourmi.

Beaucoup parmi nous consentiraient volontiers à devenir des « hirondelles », de simples « fleurs » ou un « nuage volant dans l'espace », comme chantent les poètes. Et pourquoi pas une Aglona ou un Tyreophore déployant son activité dans les profondeurs de la terre? Pourquoi redouter ce à quoi la volonté impénétrable nous a destinés dans sa suprême sagesse : au lieu d'être une conscience individuelle, de devenir un monde entier, la conscience de myriades d'êtres...

La mort cesse alors d'être un dénouement qu'on

redoute : elle n'est qu'un déplacement d'atomes grandiose. Tout en affranchissant l'âme, elle ne fait que donner une forme nouvelle à la combinaison des molécules qui constituent notre corps, afin de lui faciliter sa diffusion immortelle dans la nature immortelle.

Qu'importe alors qu'on descende dans les tombeaux jeune ou vieux, joues creuses ou joues roses, cheveux blonds ou blancs? Devant l'immensité de la vie qui reste devant nous, celle vécue sur terre disparaît, comme la route pour le port ne compte point comparée à la traversée de l'Océan.

III

Notre corps vivant n'est qu'une combinaison de millions, de milliards *de petits êtres ou individus vivants*, d'espèces différentes, *qui forment nos tissus*, de petits êtres, ajoute John Herschell, doués d'un « mental ». Ce n'est qu'en admettant le principe intelligent qu'on peut expliquer les mystères de leur vie, de leurs amours et de leurs haines.

La vie humaine n'est donc rien de plus que la résultante de ces *milliards de vies* dont le sens suprême nous échappe!

Ce qui peut nous échapper davantage, c'est la continuation de leur vie malgré le témoignage du fonctionnaire préposé aux actes civils indiquant qu'elle est complètement éteinte. Les manifestations de la science contemporaine sont là pour nous remplir de doute à ce sujet.

Voici la loi de la *conservation de la matière*, établie par Lavoisier, devant laquelle s'inclinent les savants de tous les camps:

D'après lui, l'atome, malgré ses mouvements, ses migrations, ses changements apparents, reste indestructible et invariable.

Le corps de l'homme ne contient pas, d'autre part, un seul atome, une seule molécule qui ne fût déjà dans la matière inanimée, dans le monde qui nous entoure. Les molécules des cadavres sont identiquement les mêmes que celles des corps vivants, des plantes, de la terre qui nous nourrit et qui nous sert de dernier refuge. Envisagée à ce point de vue, la matière morte ou vivante n'est qu'une forme apparente de l'énergie.

Son essence nous reste cachée. Ce que nous savons, c'est que le nombre des molécules dont se compose notre corps dépasse les *chiffres* dont nous disposons pour les énumérer. On les évalue par des millionièmes de millimètre, par des quintillions ou des sextillions que contiendrait chaque millimètre cube de notre corps.

Et qu'est-ce que ces molécules, sinon des *infiniment petits vivant* à leur manière ? Comme leur macrocosme, leur univers — le corps humain, — elles sont en état continuel d'agitation, d'attraction, de répulsion, d'ébullition ! Chaque molécule. nous dit l'auteur de l'*Analyse des choses*, devrait être considérée comme un *système planétaire* à part.

Or, les molécules des cadavres sont les mêmes que celles des corps vivants !

IV

En somme, qu'est-ce qui nous effraie en présence d'un cadavre? La pensée de ses changements successifs, inévitables et presque toujours répugnants. Or, ces changements, qui se résument dans le mot qui nous fait reculer d'horreur : *putréfaction*, n'ont rien de quoi nous effrayer. D'abord la vie et la mort semblent se rencontrer dans le sein du même phénomène. « J'ai entendu dire un jour à Mitscherlich que la vie n'est qu'une pourriture. » (Claude Bernard, *Leçons sur les phénomènes de la vie.*) Un autre chimiste célèbre, Hoppe Seyler, renchérissant sur cette idée, affirme que les phénomènes vitaux des plantes et des animaux, n'ont pas d'analogues plus parfaits dans toute la nature que ceux de la putréfaction. Et Claude Bernard prétend à son tour que les substances organiques éprouvent les mêmes transformations que celles qui se produisent dans la putréfaction.

Après tout, si le spectacle nous effraie, son essence échappe encore à notre compréhension. Qu'est-ce que la putréfaction? Le corps, après la mort, se décompose, commence à s'altérer et se réduit aux divers principes, dont certains dégagent une odeur désagréable, putride. Chimiquement, c'est une modification de l'équilibre moléculaire de la substance avec transport de l'oxygène de l'atome hydrogène à l'atome carbone. Sa cause déterminante, nous apprend Pasteur, agit par les êtres microscopiques (vibrions, moisissures, bactéries) qui se développent dans les liquides en décomposition. D'où viennent ces êtres? nous n'en savons rien. Leurs embryons étaient peut-être en nous de notre vivant et faisaient partie de nos cellules! Ils vivaient ainsi en nous, avec nous, et développent peut-être après la fin de notre corps les principes de vie qu'il contient.

Car la cellule a son autonomie qui fait qu'elle vit, pour ce qui la concerne, toujours de la même façon en tous les lieux où se trouvent rassemblés les conditions convenables; mais, d'autre part, les conditions convenables ne sont complètement réalisées que dans des lieux spéciaux, et la cellule fonctionne différemment, travaille différemment et subit une évolution différente suivant sa place dans l'organisme, comme nous l'apprend l'auteur des *Leçons sur les substances toxiques.*

La vie réside ainsi dans chaque cellule. Elle n'est centralisée nulle part, dans aucun organe ou appareil du corps. Et en développant la même idée, la physiologie moderne la résumera dans cette loi implacable que « tous les phénomènes physiologiques, pathologiques ou toxiques ne sont au fond que des actions cellulaires générales et spéciales ».

L'évolution de l'être organisé nous apprend d'autre part que les principes de la vie descendent du simple protoplasme ou plastidule. Une fois venu au monde avec l'abaissement de la température et la formation des eaux, il a servi de point de départ à toute la variété d'êtres organiques qui peuplent la terre. Le germe premier devient ainsi immortel dans son essence, car c'est toujours la même vie qui continue. La vie que nous voyons autour de nous n'est que la conséquence d'une vie antérieure, de même que celle qui viendra après nous ne sera que la suite de la vie présente qui nous entoure. Si la mort devait détruire la vie de la cellule, la vie aurait subi des interruptions et devrait logiquement disparaître avec l'évanouissement du premier plastidule.

La *continuité* de la vie dans l'immortalité de la cellule, c'est la loi élémentaire de l'évolution des êtres. L'accroissement infini de la cellule est sans doute limité par un maximum de la dimension d'équilibre possible, mais dans ces limites, la cellule évolue et vit. En disant cellule ou plastide immortelle, nous n'identifions aucunement leur vie avec celle de l'homme. Vie signifie pour nous conscience, individualité ; mort, la disparition de cette individualité ; l'immortalité, le maintien intégral de cette conscience à travers le temps.

Or, personne n'est encore arrivé à analyser la conscience d'une cellule, si conscience il y a. Nous savons cependant que, contrairement aux conceptions de la vie humaine, elle peut subsister comme vie élémentaire à l'infini.

Une cellule de levure de bière introduite dans un moût sucré non seulement le fait fermenter, mais ne manque pas de s'y multiplier. Nous ne nous préoccupons pas de l'individualité de cette cellule, ses manifestations vitales nous suffisent.

V

Rappelons-nous la persistance dans un barreau aimanté de l'action du fluide magnétique (communication de M. d'Arsonval à la Société de biologie en janvier 1894), et par conséquent la *durée de certains états antérieurs dans les corps inorganiques!*

Rappelons-nous enfin les malades observés et

soignés par le professeur Luys et le Dr Encausse, à l'aide des couronnes aimantées qui emmagasinaient et conservaient « des vibrations de nature vivante, des vibrations cérébrales ». (Communication du professeur Luys à la Société de biologie, en 1894.)

Une couronne aimantée fut placée sur la tête d'une femme atteinte de mélancolie avec des idées de persécution. Au bout d'une quinzaine de jours, cette même couronne, par un pur hasard, fut mise sur la tête d'un sujet mâle hystérique atteint de crises fréquentes de léthargie. Or, ce dernier, aussitôt la couronne sur sa tête, prend le *sexe* de la malade précédente, parle au féminin, se plaint des mêmes maux, dit qu'il va devenir *folle* [1], etc. Voilà le point de départ de nombreuses expériences qui, prouvant la durée des états antérieurs, une manifestation vitale chez les êtres *inorganiques*, devraient d'autant plus nous la faire soupçonner chez les êtres *organiques*. Tout peut-être n'est pas fini pour

[1] M. de Rochas témoigne, d'autre part, qu'il a vu, le 25 décembre 1893, mettre une couronne aimantée d'abord sur la tête d'un chat, puis d'un sujet en état de réceptivité; puis d'un coq et d'un sujet également préparé. Dans les deux cas, les sujets ont pris les allures et proféré le cri des animaux dont on leur avait transféré ainsi l'état physique.

les nombreux animalcules dont se compose notre corps. Le même temps qui a rendu justice à toutes les conceptions méprisées du passé nous fera peut-être admettre, un jour, l'axiome de Maxwell, l'ingénieux auteur de la « philosophie occulte », que toutes les choses qui sortent, de quelque façon que ce soit, du corps des hommes et réputées par cela même mortes, sont imprégnées de l'esprit vital et ont une vie commune avec le corps vivant. S'il en est ainsi pour les excrétions des corps (théorie reprise et admise par le Dr Carl du Prel), la chose devrait être d'autant plus vraie pour les corps eux-mêmes. Ils pourraient ainsi *continuer*, dans les tombeaux, *la vie* dont ils étaient imprégnés durant leur séjour sur terre. Rappelons à ce sujet la communication faite par le Dr Gibier, en 1888, à l'Académie de médecine. Ce savant, qui avait toutes les audaces, se faisait fort de *prouver* la multiplication de certaines cellules du corps humain *déjà mort*, dans des milieux appropriés.

Son courage était peut-être au-dessus de la réalité, mais, ce qui ne l'est point, c'est la découverte de la greffe épidermique du Dr Reverdin, de Genève. Pour remplacer l'épiderme détruit, on transplante des morceaux de notre peau empruntés aux différentes parties du corps. Ces morceaux, enlevés à l'organisme déjà mort, sont réputés par cela même *morts*. Or, ces « greffes », fixées ailleurs, continuent à s'y développer : elles *vivent donc*, tout en étant séparées du corps.

Prenons un autre exemple. Il s'agit de l'expérience du foie lavé. On arrache le foie à un animal et on le soumet à un lavage soigné. Tout le sucre qu'élabore le foie se trouve ainsi enlevé. Au bout d'un certain temps, le foie ainsi purifié se remet à produire du sucre. Il s'agit là d'un organe complètement mort, travaillant en dehors de l'organisme en vertu de ses cellules ayant conservé leur vitalité.

La cicatrisation chez les animaux de même que la greffe ou le bouturage chez les plantes ne se font qu'en vertu du même principe.

On enlève un os entier de l'une des pattes chez un jeune lapin, on l'introduit dans le dos, et l'os déplacé continuera à vivre et à se développer, toujours en vertu du même principe de l'autonomie des cellules.

Car, comme l'a dit Gœthe : Tout être vivant n'est pas une unité indivisible, mais une pluralité, une réunion d'êtres vivant et existant par eux-mêmes.

La mort entraîne sans doute la désagrégation des cellules, elle brise ce que la physiologie appelle la subordination des cellules à leur ensemble, mais il n'est aucunement prouvé qu'elle détruise la vie intérieure et indépendante des cellules.

Ce qui est en tout cas certain, c'est que des deux synthèses qui caractérisent la vie, la destruction chimique persiste après la mort. Comme l'a démontré Spallanzani, même les muscles séparés du corps continuent à produire de l'acide carbonique. J. Carrière (*Ueber Regeneration bei Landpulmonaten*) affirme que chez certaines limaces, non seulement l'œil, mais une partie de la tête, après avoir été coupée, persiste à croître et reprend sa forme première.

Donc, d'un côté, une vie agitée *autour* de nous ; de l'autre, une vie qui continue dans le sein de nos propres tissus, c'est-à-dire *en nous-mêmes*, vie soumise à une série de lois, voilà les pierres fondamentales d'une science à créer, la science de la mort, qui viendra peut-être un jour expliquer quelques énigmes pesant sur notre conscience.

C. — Contre la crémation

I

Les exigences de l'hygiène mal comprise ont provoqué une propagande acharnée en faveur de la crémation, qui ne peut être qu'un véritable suicide du corps. Fascinés par une fausse conception du progrès, des esprits indépendants travaillent avec ardeur pour le triomphe définitif de l'incinération qui détruit, contre l'inhumation qui perpétue. La haine avec laquelle les croyances établies accueillent cette réforme en fait, à tort, un fruit défendu de la libre pensée, et par cela même passionnément cher à l'esprit moderne, batailleur et frondeur.

Or, loin d'être un progrès, la crémation constitue un retour nuisible et irraisonné aux préjugés du passé. Elle se trouve avant tout en contradiction flagrante avec les progrès des sciences biologiques et l'entomologie des tombeaux. Issue du désir louable, mais mal fondé, de vouloir épargner aux vivants la contagion par les cadavres, elle a séduit l'humanité en prétendant se préoccuper des intérêts immédiats des générations futures. La simplicité des cérémonies et la prétendue modicité des frais de l'incinération n'ont pu que contribuer à sa popularité.

La crémation est cependant loin de pouvoir remplacer le vieux mode d'inhumation. Ce qui s'opposera toujours à son succès, c'est l'impossibilité même de pouvoir l'adopter sur une assez grande échelle. Lorsqu'on calcule qu'il faut d'une heure et demie à deux heures pour l'incinération d'un corps, on ne s'imagine pas comment de grandes capitales européennes pourront jamais y avoir recours pour la destruction de tous leurs morts. Les frais considérables d'établissement des fours crématoires les rendent, d'autre part, peu pratiques pour les petits centres de population. En admettant même que l'avenir nous réserve une de ces inventions imprévues qui permettra d'abréger considérablement le temps nécessaire pour la crémation, l'humanité n'y pourra avoir recours d'une manière générale avant longtemps.

Ce n'est, en somme, que la préoccupation de l'hygiène des vivants qui a rendu possible cet attentat contre les morts. On croit généralement que les cimetières sont des lieux privilégiés de contagion. C'est un article de foi, qu'on ne discute pas, tant il semble enraciné dans nos esprits. Et cependant chaque fois que l'observation et l'expérience scientifique se sont efforcées de vérifier la valeur de cette croyance populaire, on est arrivé à reconnaître son inanité complète.

Le septième congrès international d'hygiène, tenu à Londres en 1891, a eu également à s'occuper de ce problème, qui ne cessera pas de sitôt d'être à l'ordre du jour. Les rapports des savants et médecins français MM. Brouardel, Ogier, Du Mesnil y ont cependant fait triompher cette thèse que les dangers si redoutés des cimetières sont purement imaginaires. Ces distingués spécialistes se sont rangés à cette opinion que les cadavres pouvaient, à la vérité, menacer des vivants tant qu'on les conservait dans les cryptes des églises, mais que les cimetières modernes, à l'air libre, écartent toute possibilité d'action nocive. L'analyse de l'air des cimetières nous le montre inodore et libre des gaz nuisibles à la santé. La végétation des cimetières les absorbe totalement. Ajoutons que le corps, abandonné à lui-même, arrive promptement à sa résolution chimique, ce qui doit éloigner toute crainte d'influence pernicieuse.

Les procès faits aux cimetières dans tous les pays et à toutes les époques ne dépassent pas ces trois reproches principaux : les cimetières empoisonnent les eaux de puits, infectent les eaux de rivière et deviennent ainsi les sources de maladies dangereuses. Il suffit d'examiner de près la valeur de cet argument pour être convaincu de son peu de fondement. Lorsque, en 1857, le Conseil municipal de la ville de Paris fut appelé à se prononcer sur les dangers des cimetières pour une aussi grande agglomération d'hommes, une commission composée de spécialistes de toutes sortes fut chargée d'examiner cette question, envisagée comme une des plus menaçantes pour la salubrité future de la capitale. Les journaux et l'opinion publique s'étant montrés surtout inquiets au sujet de l'eau infectée par le séjour des morts, l'attention des délégués fut dirigée de ce côté. MM. Depaul, Riant et Leclerc crurent opportun d'examiner au préalable la quantité d'eau de pluie que reçoivent nos cimetières avant d'aborder l'examen de sa qualité. On a fixé, à la suite de calculs minutieux, l'épaisseur d'eau de pluie tombant sur chaque mètre carré de terrain parisien annuellement à $0^{m},577$, c'est-à-dire à 577 litres d'eau. Que devient cette eau arrivée à la surface? D'après Delson, Delacroix, Chernick, environ les deux tiers s'en vont par l'évaporation et à peine un tiers rentre dans les profondeurs de la terre. Sur 577 litres, un mètre carré du sol des cimetières n'absorberait par conséquent que 191 litres, ou par hectare une quantité inférieure à 2.000 mètres cubes par an. Mais les cimetières en général, et ceux de Paris en particulier, contiennent un certain nombre de bâtiments, de monuments, d'allées canalisées qui arrêtent l'eau de pluie et ne la laissent point passer dans l'intérieur de la terre. On pourrait donc retrancher un millier de mètres cubes par hectare et par an, et admettre qu'à peine, sur chaque hectare de cimetière, un millier de mètres cubes d'eau pénètre dans les profondeurs du sol. La nappe d'eau ne serait de la sorte que de dix centimètres. Cette quantité insignifiante ne peut sous aucun prétexte traverser de profondes couches terreuses et contaminer les eaux qui se trouvent à 20 et quelquefois même à 40 mètres au-dessous du niveau. Ce danger est d'autant plus imaginaire que même les pluies torrentielles se suivant à des époques très rapprochées n'arrivent pas à imprégner la terre au-dessous de 60 à 80 centimètres. Circonstance non moins favorable pour les sources se trouvant dans les profondeurs de la terre, c'est que la couche d'eau de pluie des cimetières ne se forme point instantanément. La moyenne de dix centimètres se trouve échelonnée au courant de toute l'année. Dans l'intervalle entre les deux périodes pluvieuses, la terre est redevenue sèche et avide d'humidité et l'eau arrivée à la surface se perd immédiatement au-dessous du sol. Dans ces conditions on pourrait même prendre une moyenne de vingt centimètres au lieu de dix sans que la moindre terreur s'ensuive.

Les dépouilles humaines se trouvant à la profondeur de 1 à 5 mètres, il faudrait en outre admettre que l'eau traversant le lieu de leur séjour ne perde en route rien de ses éléments nuisibles. Hypothèse d'autant plus mal fondée que les principes les plus redoutés, comme l'ammoniaque, ne peuvent se maintenir dans la terre à l'état soluble (expériences de Thompson).

II

En dehors du danger spécial des eaux contaminées, les cimetières nous menaceraient par des émanations nuisibles et permanentes. On redoute leur voisinage, et lorsque certaines maladies éclatent à leur proximité, spécialistes et profanes se tournent de leur côté pour en rechercher les causes. Et cependant il existe toute une classe, et bien nombreuse, de travailleurs qui vivent du mort et habitent à ses côtés. Si les cimetières présentaient un danger réel pour l'existence humaine, toute cette catégorie de professionnels en seraient les premières victimes. « La science a établi, dit avec raison M. Depaul, dans son rapport présenté au Conseil municipal de Paris, en 1874, l'existence de certaines maladies spéciales propres à certaines professions. Il est avéré que les ouvriers qui travaillent le plomb et le phosphore sont quelquefois victimes de leurs manipulations, mais personne n'a démontré jusqu'ici, personne n'a constaté que les fossoyeurs, non plus que les boyaudiers, les tanneurs, les équarrisseurs, les garçons des amphithéâtres de dissections, tous ceux qui mettent en œuvre des matières en voie de décomposition, soient sujets à aucune maladie professionnelle. »

Comment des gaz nuisibles compromettraient-ils la santé des quartiers éloignés des cimetières puisqu'ils laissent indemnes les gens vivant d'une façon régulière à leur proximité? On prétend également que la décomposition des corps est accompagnée d'émanations de gaz qui s'échappent à la surface de la terre. Dans cet ordre d'idées, une quantité d'auteurs, ceux-ci chimistes, ceux-là médecins, ont réussi à impressionner l'imagination populaire par des peintures plus terrifiantes qu'exactes. M. A. Tardieu[1] va jusqu'à dire que même les inhumations dans des couches profondes de la terre ne nous garantissent point des émanations d'hydrogène carburé. Le Dr Playfair fait même un calcul plus terrifiant : les 52.000 cadavres qu'on enterre tous les ans à Londres

[1] *Voirie et cimetière*, thèse d'agrégation.

dégagent, nous dit-il, 2.572.580 mètres cubes de gaz nuisibles.

Toutes ces théories, avec les appréhensions qu'elles répandent à travers le monde, sont surtout basées sur l'hypothèse que la décomposition organique se produit à l'air libre. On paraît oublier que les gaz les plus nocifs se perdent dans les profondeurs de la terre et n'arrivent à la surface qu'affaiblis, comme quantité et qualité. On semble surtout craindre l'ammoniaque, et cependant c'est un gaz dont la présence se fait reconnaître à de grandes distances. Ajoutons que les cimetières n'en portent presque point de traces. Quant à l'acide carbonique, son poids, plus élevé que celui de l'air, ne lui permet pas de se dégager dans l'atmosphère. S'il arrivait donc des profondeurs de la terre, il s'arrêterait à sa surface, et resterait ainsi emprisonné au-dessus des tombeaux dans les enceintes des cimetières.

Les adversaires de l'inhumation accusent à tort les cimetières d'être les réservoirs de maladies infectieuses. Si tel était le cas, leur universalité et leur âge des plus respectables auraient dû fournir d'abondantes preuves en ce sens. Or, on n'en trouve point. Bien au contraire, les nécessités de la vie moderne font très souvent bâtir des quartiers élégants de grandes villes sur les anciens emplacements des morts, et ces quartiers comptent parmi les plus salubres.

Soumise à des expériences rigoureuses, la puissance désinfectrice de la terre est plus digne de notre admiration.

Le nombre d'années nécessaire pour que l'œuvre de la pénétration du corps humain dans la matière environnante (la putréfaction) puisse être consommée est très limité. Ce laps de temps devient presque insignifiant si l'inhumation se fait dans des couches superficielles de la terre. D'après les expériences faites par sir Seymour Haden entre 1886-1897, basées sur des enterrements d'animaux à des profondeurs variant entre un et dix pieds, au bout d'un an la résolution du corps placé à un pied au-dessous de la superficie est achevée. Il ne faut que deux ans pour les profondeurs de deux à trois pieds ; trois ans de trois à quatre pieds. Certains écarts de ces nombres dépendent exclusivement des obstacles artificiels opposés par l'homme à l'œuvre de la nature. C'est ainsi que des caveaux en marbre, des bières en métal ou en bois, les vêtements dont on couvre les morts retardent la résolution de leurs corps.

Lorsqu'en 1873 le gouvernement prussien, mû par la crainte des maladies contagieuses, fit déterrer les corps des soldats tués et enterrés dans les Vosges, on put constater que l'œuvre de la « pénétration », exception faite pour les ossements, s'était accomplie. Et cependant à peine deux ans avaient passé depuis leur inhumation hâtive, faite, en outre, dans des conditions peu avantageuses pour la résolution chimique. Il n'y avait que les corps des officiers, ensevelis dans leurs pardessus (mackintosh), qui offrissent la dernière résistance à la mission maîtresse de la terre.

Car le sol où nous retournons joue à l'égard des vivants le rôle d'un désinfectant suprême. Même les sources d'eaux qui se trouvent dans la profondeur des cimetières, arrivées à la surface de la terre, nous offrent une boisson limpide, saine et rafraîchissante. Dans leurs pérégrinations à travers les couches superposées du sol, elles abandonnent à la terre les parties nuisibles, et se montrent à nos yeux d'une grande pureté.

La terre, comme le feu, a le don de tout purifier.

MM. Schlœsing, A. Durand-Claye et Proust, dans leur rapport présenté au deuxième congrès international d'hygiène, à Paris, insistent avec un grand luxe d'arguments sur cette vertu admirable de la terre. Ils nous apprennent que celle-ci a une force de combustion presque égale à celle du feu. Les phénomènes de cette combustion, pour être moins visibles et moins lents, n'en sont pas pour cela d'une force moins intense. Elle réduit toute impureté organique en acide carbonique, eau et azote. La combustion terrestre se montre même parfois plus parfaite que celle produite par le feu. Elle va jusqu'à oxyder et brûler l'azote, ce que le feu ne saurait faire.

III

La crainte formulée au sujet des emplacements de plus en plus considérables que réclament les cimetières dans les grandes cités modernes est autrement grave. Avec les habitudes prises par les municipalités d'aliéner les terrains destinés aux morts à titre perpétuel, on ne sait plus où s'arrêtera la limite des cimetières. Mais le mal n'est pas inhérent à l'inhumation, il est tout entier dans les abus qu'en font les riches, secondés par les municipalités besogneuses. La perpétuité des concessions est contraire aux sentiments que nous inspirent les morts, à la limite de leur résolution dans la terre, à l'existence limitée des sentiments humains. Comme l'a prouvé Benoiston de Châteauneuf, la durée des familles nobles, ayant par conséquent le plus puissant intérêt à maintenir la tradition du nom familial, ne dépasse pas trois cents ans. Pour les familles bourgeoises, la moyenne de cent cinquante ans serait même plus que suffisante. Mais durée matérielle ne veut point dire durée d'affection, d'attachement au créateur de la même famille. Ce sentiment, qui s'effleure avec la marche des temps et des générations, s'émousse à la deuxième, devient faible à la troisième et presque imperceptible à la quatrième ou cinquième lignée de descendants. Pourquoi alors vouloir accorder des concessions éternelles aux morts, devenus, avec le temps, étrangers à la pensée et aux préoccupations des vivants? Ne vaudrait-il pas mieux avoir recours aux concessions renouvelables à l'infini, faisant même bon compte des affections d'une intensité et d'une persistance exceptionnelles? Sur 50.000 morts à Paris, environ 5.000 sont enterrés sur des terrains concédés à perpétuité. Admettons que ceux-ci ne soient cédés que pour 50 ans, il n'y a pas de doute qu'à l'expiration du bail à peine un tiers aurait été renouvelé, et cent ans plus tard presque tous les terrains seraient retournés à la communauté. Cette solution s'impose d'autant plus que la vente à perpétuité dans les cimetières blesse en même temps les sentiments d'humilité chrétienne et d'égalité devant la mort. Elle est aussi contraire aux principes démocratiques de la société moderne, en introduisant des privilèges et des différences dans ce refuge de l'égalité suprême.

Nous avons vu plus haut qu'au bout d'un laps de temps ne dépassant pas plusieurs années, le corps enterré dégage ses principes vivants. Vingt ans suffisent largement pour cette résolution définitive, et lorsqu'on accorde aux corps cinquante ans pour l'accomplissement de cette tâche suprême, on va bien au delà des besoins réels. Du reste, il dépend de nous d'accélérer encore cette tâche. On sait que le corps humain est composé d'environ 9 parties de matières minérales, 32, 5 de substances combustibles et de 58, 5 d'eau. Or, ce qui retarde l'œuvre de la décomposition, c'est cette quantité considérable d'eau rentrant dans la structure de nos organismes. Il suffit, et rien de plus facile, de provoquer l'évaporation des eaux pour accélérer en même temps la marche normale de l'évolution cadavérique.

IV

La passion de révolutionner nos mœurs et coutumes s'accorde assez bien, dans notre intellectualité, avec le misonéisme, c'est-à-dire la haine ou la crainte du nouveau. Les mêmes personnes qui tremblent devant certaines conceptions philosophiques ou sociales se montrent d'une hardiesse extrême à l'égard des bouleversements religieux. Certains esprits qui ne veulent pas du « nommé Dieu » frémissent devant l'avènement au pouvoir des prolétaires ou redoutent l'abolition du service militaire de trois ans. Il en est des peuples comme des individus. La France, qui a eu le courage de détruire l'équilibre du monde et de jeter par terre des idoles séculaires, ne peut se départir de certaines superstitions de l'éducation ou de relations entre les deux sexes. Très conservatrice dans les choses secondaires, elle se montre souvent d'une hardiesse excessive lorsqu'il s'agit des changements essentiels de sa vie morale ou publique. Et plus l'innovation paraît rompre avec les traditions du passé, plus elle rencontre d'adeptes fervents et zélés. La crémation est ainsi arrivée à s'emparer de maints esprits, comme une solution neuve ou presque révolutionnaire. Les gens qui l'ont conçue de même que ceux qui l'ont adoptée caressaient le doux espoir de doter l'humanité d'une nouveauté diamétralement opposée aux usages des siècles. C'est la Révolution française qui a eu l'idée d'imposer cette innovation, que l'on considérait à l'époque comme une atteinte mortelle à l'influence chrétienne. Dans la séance du 21 brumaire an V, un rapport déposé à la tribune du Conseil des Cinq-Cents proposait que la liberté fût laissée à chacun de disposer de son corps après sa mort et de le faire passer, le cas échéant, sur le bûcher. Le projet ne fut pas voté, mais il servit de point de départ à l'agitation en faveur de l'incinération. Et, chose singulière, ce mouvement, né en France, n'a jamais pu y triompher. Le bon sens du peuple, l'instinct de piété touchante qui se manifeste à l'égard des morts, dans toutes les classes de la société française, a toujours su s'opposer à la passion de quelques centaines de défenseurs de la crémation. A l'heure qu'il est, nous voyons ce mouvement surtout prospérer en Italie et dans certaines provinces allemandes. Grâce à la propagande faite en sa faveur par le professeur Collessi (1857), suivi plus tard par MM. V. Giro, P. Cassigliani et A. Bersani, l'idée de la crémation a obtenu l'adhésion de membres assez influents pour faire aboutir un projet de loi permettant aux parents de brûler les corps des membres de leur famille. Il en est de même en Saxe et surtout en Suisse, où le mouvement a réussi à gagner quelques pasteurs influents. En Angleterre, grâce au dévouement du Dr Thomson et de quelques membres célèbres du Parlement, le mouvement crémationniste paraît faire des recrues. Les États-Unis ont montré à cet égard une ardeur particulière, en tenant à distancer le vieux monde, sous ce rapport, comme ils l'ont laissé loin derrière eux sous beaucoup d'autres.

A l'heure qu'il est, en Allemagne, en Italie, en Suisse, dans les pays scandinaves, aux Etats-Unis, en Angleterre, de même que dans la République Argentine, la crémation est facultative depuis plusieurs années. En Autriche-Hongrie et en Hollande, elle reste toujours interdite. Constatons cependant que tant que les gouvernements se montrèrent opposés à l'introduction de la crémation, la propagande en sa faveur réussit au-delà de toute espérance. Adoptée officiellement, ne jouissant plus des bénéfices de la persécution, la crémation fait des progrès de plus en plus lents. C'est qu'elle a aussi cessé de devenir une affaire de mode.

L'Europe et l'Amérique ne comptent actuellement[1] que soixante-dix monuments crématoires : l'Allemagne en possède six ; l'Italie, vingt-sept ; l'Angleterre, cinq ; les Etats-Unis, vingt ; la Suisse et la Suède, deux, et la France, trois.

Facultative dans notre pays, assurée de la protection tendre de certains Conseils municipaux, qui continuent à y voir, à tort, un signe du progrès, la

[1] Rapport sur l'état de la crémation, présenté au Xe Congrès international d'hygiène et de démographie en 1900.

crémation échoue cependant en France, tuée par l'indifférence publique.

V

Si le passé permettait de répondre de l'avenir, il paraîtrait certain que la crémation ne remplacera jamais l'inhumation. La lutte entre les deux modes d'opérer avec les corps de ceux qui ne sont plus est presque aussi vieille que l'humanité. Partout et toujours, dès le réveil de son intelligence, il y a la scission entre les sentiments de respect pour les morts et l'intérêt de préservation personnelle. A l'aube de la civilisation, la conservation des corps à domicile fut la règle. Les propriétés du climat favorisant cet usage, nous le voyons fleurir en Égypte et dans certains pays de l'extrême Nord, pendant une série consécutive de siècles.

L'embaumement des corps n'est venu que plus tard. En Égypte, on y avait recours, afin d'aider l'atmosphère à dessécher les cadavres et pour leur enlever toute faculté de nuire aux vivants.

Là où le climat ne permettait pas de conserver les corps à l'air libre, on les gardait à peine ensevelis sous le sol, dans la maison des vivants. Cet usage, très fréquent chez tous les peuples de l'antiquité, a existé dans l'ancienne Rome jusqu'à la grande peste, à la suite de laquelle on a décidé de transporter les morts hors de l'enceinte de la ville. Il en fut de même dans les autres pays où la coutume de l'inhumation s'enracine et s'accommode avec le respect et l'amour voués aux existences disparues. La crémation n'apparaît que comme une triste nécessité, un sacrifice inévitable en faveur de la communauté. Dans des guerres lointaines, à la suite des combats terribles qui ont coûté la vie à des centaines ou des milliers de citoyens, il fallait avoir recours au bûcher, puisqu'on ne pouvait ni emporter les cadavres dans leur pays natal, ni les laisser abandonnés, en plein pays ennemi. Le désir de ravoir les restes chers à leur famille ne laissait d'autre choix que de brûler les corps et de rapporter ainsi à la patrie les cendres, ces parties matérielles des défunts. Le bûcher fut même tellement contraire aux sentiments des Grecs et des Romains que, d'après Virgile, on ne le pratiquait qu'à l'égard des guerriers inférieurs. C'est ainsi qu'après un combat entre les soldats d'Énée et les Latins, on brûla sur le bûcher le commun des cadavres, et on ramena dans les villes voisines les corps des membres des familles respectées, pour les y ensevelir[1]. Dans les cas où l'ensevelissement pouvait avoir lieu, on y procédait même sur les champs de bataille et cette cérémonie, accomplie dans des conditions aussi difficiles, fut considérée comme tout particulièrement flatteuse pour les disparus. On procéda de la sorte à l'égard des soldats morts à Marathon (Thucydide) et toute la Grèce applaudit à cette démonstration digne de ses héroïques enfants.

L'incinération fut donc une mesure exceptionnelle et inévitable à la suite de grandes maladies contagieuses ou des guerres fratricides. La guerre étant considérée comme la profession la plus honorable, l'incinération est devenue une sorte de privilège accordé aux guerriers. Cependant, les autres classes de la société, voulant également faire bénéficier leurs morts de cette marque particulière d'estime,

[1] Virgile (*Énéide*, XIe livre).

l'incinération se généralisa. Elle fut, il est vrai, appliquée sur une vaste échelle, mais presque exclusivement chez des peuples guerriers : en Grèce, à Rome, au Mexique. Mais le sentiment, plus fort que la mort, ne cesse de se manifester dans les cadeaux apportés aux hommes qui ne sont plus. On continue à leur offrir des libations et des aliments de toutes sortes, car la conscience humaine ne renonce point à attribuer aux corps une existence nouvelle, malgré leur transformation en cendres.

Là, cependant, où l'inhumation sous ses différentes formes persiste, l'idée de la continuité de la vie des cadavres s'affirme d'une façon encore plus imposante et solennelle. On place les dépouilles humaines dans des conditions qui ressemblent autant que possible au milieu des vivants. Que l'on suspende les cadavres en l'air, ou qu'on les couche sous les dolmens anciens ou dans les tombeaux modernes espacés, partout préside la même pensée inconsciente : la continuation de la vie du corps. Il lui faut de l'air comme de son vivant. Chez certaines peuplades, on va, poussés par le même instinct, immoler sur le tombeau du mari la plus chère de ses femmes, ou tuer son cheval favori. Dans les pays les plus civilisés on traite le mort avec une pieuse tendresse, comme si sa vie continuait sous terre. On lui apporte des fleurs, on prie sur son tombeau, on lui fait part de ses douleurs, il est l'objet de nos rêves et de nos pleurs.

L'inhumation, la conservation du corps et son abandon à des processus d'évolution naturelle, se présente, dans le cours de l'histoire universelle à travers les siècles et les pays, comme une règle normale ; la crémation n'est qu'une exception. Dans la succession des générations multiples, l'inhumation sert d'enchaînement palpable, de tradition chère et visible. Source de conservation matérielle de l'espèce, elle est en même temps une source suprême de patriotisme et d'attachement symbolique à la terre des ancêtres.

Après avoir servi d'habitation aux morts, les cimetières peuvent même devenir la résidence des vivants. Rien ne s'y oppose, car leur insalubrité n'est qu'une question de temps. Et si l'économie du sol, si importante pour les grandes agglomérations humaines, y trouve son compte, il en est de même du culte bienfaisant des défunts, formé d'une chaîne ininterrompue entre les morts et les vivants.

Une seule restriction s'impose, mais elle ne concerne que le luxe qui accompagne les inhumations des riches. Leurs caveaux trop somptueux, les places trop considérables qu'occupent dans les cimetières leurs tombes orgueilleuses, ne font que contrecarrer et retarder l'œuvre de la nature.

Et plus on réfléchit sur les bienfaits du corps immortel, plus on se sent émerveillé de ses vertus égalitaires. La nature, en mère tendre et également attachée à tous ses enfants, se charge au même titre du service de la résiliation de notre forme passagère. Elle ne demande ni offrandes spéciales, ni sacrifices pécuniaires. Tous les êtres lui sont également doux et chers et les puissants d'ici-bas, qui voudraient lui opposer les privilèges de leur richesse, ne font qu'empêcher la marche régulière de leur route vers l'immortalité.

Conclusion

Cette existence nouvelle, où la nature devient la mère et le patrimoine également tendre pour tous, a de quoi égayer notre départ d'ici-bas. Les âmes mélancoliques et pieuses y retrouveront la plainte douloureuse de Job, qui tinte dans nos oreilles depuis tant de siècles, devenue un phénomène consolant:

> Pourriture des tombeaux, tu es notre mère...

Car cette pourriture, objet de notre terreur, est devenue un monde vivant! Le tombeau, refuge de solitude, devient plus peuplé et plus animé qu'un carrefour de grande ville.

Effrayés que nous sommes par la conception de la terre qui souille nos corps, de la mort telle que le judaïsme et le christianisme du moyen âge nous l'ont léguée, nous la regarderons désormais avec plus de tranquillité. La Vie-Mort ne nous effraiera pas plus que ne nous effraie la dualité du jour et de la nuit, qui n'est que le jour mitigé. Les appréhensions de la mort nous toucheraient moins dès le moment où nous n'y verrions qu'une nouvelle forme de la vie. Et combien peu fondée nous paraîtrait alors la terreur de la mort inspirée à Bossuet, répétant avec Tertullien que même le mot de cadavre ne pourrait être accordé plus longtemps aux humains après la séparation de l'âme! La mort conçue comme le « néant répugnant » avait de quoi gâter toute notre vie; la mort envisagée comme le changement de vie nous empêchera de la craindre et la fera presque aimer...

N'est-il pas temps de s'apercevoir qu'à côté de l'immortalité de l'âme, à laquelle nous nous résignons avec tant de bonne grâce, il y a celle méconnue, non sans délices, qui demeure près de nous : l'immortalité du corps ? Et ne devrait-on pas plutôt hausser les épaules que s'émouvoir outre mesure devant l'« horrible infection des tombeaux », que les poètes des « fleurs du mal », les athées, les matérialistes et les théologiens jettent à la tête des mortels :

> Étoile de mes yeux, soleil de ma nature,
> Vous, mon ange et ma passion.
> Oui, telle vous serez, ô la reine des grâces,
> Après les derniers sacrements.

Nous saurons l'immortalité qui nous attend derrière les « pierres de l'oubli », et nous ne verrons dans la mort qu'une nouvelle forme de la vie. Et le mourant, tout en vouant son âme au ciel, saluera d'un de ses derniers sourires les vertus mystérieuses, les voluptés inconnues, les compagnons de route de sa nombreuse descendance qui l'attendent dans la vie des tombeaux.

UN

ÊTRE VIVANT RESTE TOUJOURS VIVANT

CHAPITRE III

UN ÊTRE VIVANT RESTE TOUJOURS VIVANT

I

En nous élevant au-dessus de la conception habituelle de la mort, nous apercevons sa parenté intime avec la vie. Il suffit d'étudier de plus près leurs côtés communs pour goûter les trésors d'apaisement que contient l'harmonie intime de ces deux phénomènes, si opposés dans notre conscience.

Ce qui contribue surtout à rendre la vie plus compréhensible et la mort plus attrayante, c'est l'immortalité dans laquelle elles se dissolvent toutes les deux. Comme dans le domaine sociologique il ne faut pas se borner à examiner la situation de quelques ouvriers isolés pour avoir une notion exacte de toute la classe des travailleurs, de même il serait insuffisant de s'arrêter sur le spectacle de la vie chez l'homme pour comprendre son rôle dans la nature. L'homme n'étant qu'une partie infinitésimale de l'être vivant, il faut envisager la vie dans son ensemble pour saisir exactement la portion échue aux humains. Cette étude préalable devient d'autant plus nécessaire que la vie est également l'apanage des plantes et même de la prétendue matière « inanimée ». Et partout elle se manifeste d'une façon analogue, sinon identique.

Les liens intimes qui unissent le monde extérieur : hommes, plantes, animaux, matière bruté et organique, se voient surtout dans les phénomènes de la vie, qui leur est commune. Notre retour à la terre n'est ainsi que le retour à la vie universelle, à l'énergie suprême qui relie tous les êtres par une chaîne indissoluble. Au-dessus de la vie, au-dessus de ses apparences disparues, l'immortalité englobe, retravaille et rajeunit dans son sein, vaste comme l'Univers, les évanouissements partiels de la vie. Tout y retourne et, avec une force infatigable, revit au soleil.

Chaque animal et chaque plante se réduisent à leur plus simple expression vitale : le protoplasme. C'est là que se trouve le point de départ de la vie, nonobstant la richesse de ses manifestations, les plus variées et les plus compliquées. Les tissus les plus généreux, les fibres nerveuses les plus disparates trouvent toujours leur expression dans le plasme. Dans cette masse granuleuse gisent le mystère et la puissance de la vie répandue dans la nature. Là où est le plasme éclate la vie; là où éclate la vie, il y a le plasme. Dans cette masse plus ou moins gélatineuse, dans cette réunion des molécules plus ou moins variées et complexes, mais conservant toujours leurs principales facultés typiques, se trouve la source et le principe unique de la vie.

II

Les protoplasmes animal et végétal sont à tout point de vue identiques. On leur a reconnu pendant un certain temps une distinction de couleur. On croyait celui des plantes nécessairement vert, tandis que celui des animaux devait être incolore. Cette distinction n'était que factice. On sait aujourd'hui que les deux protoplasmes, animal et végétal, ont, dans certaines circonstances, la même capacité de s'imprégner de matière verte (chlorophylle), et tandis que certains animaux inférieurs (*Stentor polymorphus* et tant d'autres) accusent dans le protoplasme l'existence de la matière verte, les protoplasmes de nombreuses plantes en sont complètement privés. D'où la prétendue distinction des couleurs.

Et dès le moment que le corps protoplasmique, qui renferme toutes les forces et tous les mystères de notre évolution vitale, se retrouve dans les deux règnes : animal et végétal, il est naturel d'admettre que les représentants de ces deux mondes doivent également jouir de certaines propriétés communes qui découlent de la source unique de leur vie.

Et plus la physiologie végétale avance, plus on s'aperçoit de son identité avec la physiologie animale. Les différences qui séparent dans notre conscience ces deux règnes résident plutôt dans notre ignorance des faits que dans leur opposition réelle. Nous restons toujours aveugles devant la plupart des manifestations de la vie végétale, tandis que nous percevons bien plus facilement celles du monde animal. Les phénomènes de sensibilité végétale, non seulement se déroulent dans le monde des infiniment petits, mais sont en même temps d'une subtilité telle qu'ils échappent à la vigilance des spécialistes les plus fins. C'est ainsi que les secrets dérobés à la physiologie végétale au XIXe siècle dépassent, par leur nombre, de beaucoup ceux que nous a offerts la physiologie animale. Et devant le spectacle nouveau de la sensibilité végétale, si riche et imposante en faits insoupçonnés, on n'ose plus, avec la même certitude, contester leur vie physiologique. Qui sait si derrière la sensibilité des plantes, de date récente dans la science, ne se cachent pas les rudiments de conscience, que découvrira à leur profit la science de demain?...

Les faits signalés par nous ne semblent point opposés à la foi professée à cet égard par maints penseurs et philosophes.

La vie a son essence distinctive dans ces deux fonctions fondamentales : la nutrition et la destruction. Or toutes deux se retrouvent également chez les plantes et chez les animaux. Ils vivent identiquement, partant du même point de départ pour arriver au même but, en suivant les deux mêmes voies parallèles : la création et la destruction organique.

L'animal et la plante vivent dans les mêmes conditions physico-chimiques. Tous deux ont pour subsister également besoin de l'eau, de l'oxygène, de la chaleur. Ils se nourrissent, modifient les matériaux qu'ils empruntent à l'univers, les retravaillent et s'en servent pour les besoins de leurs organismes d'une façon analogue. Tous deux ont la même manière de vivre et tous deux dépendent des mêmes lois physiologiques.

Au fond de toutes les variations de la matière vivante, il y a toujours le même protoplasme qui évolue, croît ou végète. Fût-il végétal ou animal, le protoplasme ne se formera jamais en dehors de ces quatorze corps qui constituent la base physique de la vie, sur toute l'étendue de l'échelle organique.

Ces corps sont les suivants : l'oxygène, l'azote, l'hydrogène, le carbone, le phosphore, le soufre, le sodium, le chlore, le fluor, le calcium, le potassium, le fer, le silicium, le magnésium.

Toutes les manifestations de la vie chez les plantes et chez les animaux ont leur source commune dans l'irritabilité. C'est à tort qu'on voudrait limiter sa présence dans le règne végétal à de certaines plantes et en priver tant d'autres. D'après le célèbre botaniste allemand W. Pfeffer (discours prononcé à la première séance du Congrès de la

Société des naturalistes allemands tenu à Nuremberg en 1893, « sur l'irritabilité chez les plantes »), chaque plante est susceptible des réactions les plus variées, dont la plupart échappent du reste aux observations superficielles, et cette faculté d'irritation est d'autant plus générale qu'elle est indispensable pour permettre à la plante de prospérer dans des conditions inégales de milieux et de climats divers. A la vérité, dit Pfeffer, on peut affirmer que toute influence extérieure, tout changement dans les conditions environnantes est suivi d'une réaction visible ou non[1].

[1] L'auteur cite plusieurs exemples frappants : l'action de la pesanteur (géotropisme) est de la plus haute importance pour assurer à la plante une orientation convenable. C'est en vertu du géotropisme que, la plantule étant placée horizontalement, la tige se replie vers le zénith, tandis que la racine se recourbe en sens inverse, jusqu'à ce que les deux organes aient atteint la position verticale..... C'est ainsi que l'orientation bien connue de la tige n'est que l'effet de l'irritation géotropique... Un fait vraiment remarquable, c'est l'impressionnabilité grâce à laquelle les tiges volubiles des pois, des courges, des liserons, s'enroulent autour de leur tuteur. Pour déterminer cet enroulement, il suffit de la résistance d'un fil de soie dont le poids n'excède pas la cinq millième partie d'un milligramme, alors que les efforts du vent et de l'eau s'exercent en vain sur ces mêmes tiges et que le choc d'un filet de mercure capable de les écraser demeure sans action directrice sur elles (Pfeffer, *Zur Kenntniss der Contactreize* (Untersuch. a dem. bot. Inst. zu Tübingen (1885); *idem*. 1884, B d. I, p. 363, B d. II, p. 582); et Pfeffer nous dit : « que ces tiges font donc une distinction entre l'état solide et l'état liquide de la matière, et c'est là une propriété des plus utiles à la plante, car la tige ne réagit point à l'ouragan et à la trombe qui ne sauraient exercer d'influence favorable, tandis qu'elle s'enroule autour du tuteur qui lui sert d'appui ».

III

En étudiant la longue échelle des effets de sensibilité et d'irritabilité chez les plantes et les animaux, on est frappé de leur analogie constante. L'appareil sensitif des premières paraît même souvent supérieur à celui des seconds. Certaines bactéries sont attirées par des doses de viande ou d'autres substances nutritives réduites au trillionnième d'un milligramme, quantité infinitésimale, réfractaire aux sens les plus subtils des humains ou des animaux connus. Il en est de même de certaines anthérozoïdes. Une blessure faite à la plante provoque une réaction dans tout son être, et les plantes se fatiguent de même que l'homme ou l'animal à l'action des causes irritantes prolongées, et cessent d'y répondre. La gamme des sensibilités diverses est presque aussi riche chez les plantes que chez beaucoup d'animaux inférieurs. Il y a même des cas spéciaux où les plantes accusent des phénomènes d'irritabilité qu'on chercherait en vain chez les animaux (la réaction provoquée par l'excitation des rayons ultra-violets).

L'étude parallèle des plantes et des animaux révèle tous les jours, en faveur de leur identité, les faits les plus frappants. Elle ne se borne point aux phénomènes de la vie, mais fait ressortir des analogies résultant de leur mort.

C'est ainsi que la matière rouge accompagne la putréfaction de presque toutes les substances azotées, de provenance végétale et animale (expériences de Prat).

Les processus vitaux les plus délicats et de nature très compliquée, comme la respiration, s'accomplissent *de la même façon* chez les plantes et chez les animaux. On connaît les curieuses expériences de Claude Bernard, qui ne laissent aucun doute à ce sujet.

Dans le laboratoire, à la lumière diffuse, sous une cloche est placé un jeune chou ; sous une autre cloche se trouve un rat blanc. On fait passer un courant d'air dans les deux cloches à l'aide d'une trompe devant aspirer l'air. Un robinet permet de modérer ou d'accélérer le courant gazeux. L'air qui entre dans un appareil spécial, et destiné à la respiration du chou et du rat, est dépouillé des moindres traces d'acide carbonique par son passage à travers deux tubes de Liebig remplis d'eau de baryte ; le second tube servant de témoin, son contenu doit rester parfaitement limpide. Cette provision d'air est divisée en deux parties : l'une s'en va dans la cloche du chou, l'autre partie du courant d'air se rend dans la cloche du rat. On fait ensuite rentrer l'air respiré par le chou et le rat dans deux semblables flacons d'eau de baryte, où l'on voit se former un trouble et un dépôt de carbonate de baryte d'une analogie parfaite, et causé par l'acide carbonique.

Le chou respire par conséquent comme le rat, pour la plus grande gloire de l'identité de leurs deux vies.

Rappelons un autre ordre de phénomènes.

Il s'agit de l'anesthésie du mouvement et de la sensibilité. Lorsqu'on met sous une série de cloches de verre un oiseau, une souris, une mimose sensitive, en prenant soin d'y placer également des éponges imbibées d'éther, on assiste à un spectacle des plus intéressants. L'oiseau, dont la vie accuse le plus d'intensité, sous l'influence de l'anesthésique, s'endort ou plutôt tombe insensible. Quelques minutes après, ce sera le tour de la souris et, en dernier lieu, ce sera la sensitive qui, *insensibilisée*, ne répondra plus aux excitations extérieures. Chose plus curieuse, le mécanisme par l'intermédiaire duquel se manifeste le phénomène est identique chez l'homme, chez l'animal ou chez la plante, car toujours et partout le procédé de l'anesthésie atteint avant tout les tissus et, par les tissus, l'irritabilité du protoplasme. C'est là que se trouve la source de la sensibilité commune des éléments composant les êtres. Dès le moment où elle se trouve atteinte, la réaction devient impossible.

La capacité de réagir sous l'influence des anesthésiques n'est point dans le royaume des plantes la propriété exclusive des mimoses. Les physiologistes l'ont constatée également chez les plantes aquatiques (*Spirogyra*, etc.) auxquelles on avait enlevé à l'aide de l'éther la faculté d'exhaler de l'oxygène au soleil.

Sans aller jusqu'à prétendre avec Leclerc de Tours que certaines plantes, comme la *Mimosa pudica*, auraient un cerveau et un cervelet, nous trouvons qu'il y a assez de points de contact entre la vie animale et végétale pour pouvoir conclure à leur identité. Notons du reste qu'à mesure que les observations s'accumulent, ces preuves éclatent avec une force de plus en plus convaincante.

IV

Quoi de plus miraculeux que le mouvement volontaire chez les plantes, à qui nous refusons le moindre petit soupçon de nerfs ou de conscience! C'est ainsi que l'*Oedogonium* mâle, une fois sorti de la cellule, nage dans le liquide qui l'environne et s'en va tout droit vers la cellule femelle, s'y jette sur la matière verte de l'oosphère et accomplit l'acte de fécondation.

Il suffit de voir le déplacement des zoospores, l'adresse avec laquelle elles semblent éviter tout obstacle, leurs voyages variés autour du même point avant d'arriver à le dépasser, pour être profondément troublé par ces faits encore si mystérieux de la vie des plantes.

Dans les pays tropicaux, où la question d'humidité nécessaire pour l'existence de la plante devient la raison suprême de sa vie ou de sa mort, nous assistons aux spectacles les plus intéressants pour les contempteurs de la vie physiologique des végétaux.

Pour conserver l'eau, une fougère (*Polypodium imbricatum*) étale sa tige en cloche sur l'arbre qui lui sert d'appui et garde ainsi, sous cette cloche, l'humidité nécessaire à son existence pendant l'époque de la sécheresse.

Une autre espèce de fougère de Java, le *Dischidia rafflesiana*, contourne chacune de ses feuilles en urne, que la pluie remplit d'eau.

Les naturalistes qui ont eu l'occasion d'étudier sur place certains côtés de la défense commune, sorte d'union défensive conclue entre plantes et animaux, nous en citent des preuves curieuses. Ainsi certaines fourmis (*azteca instabilis*), installées en colonie sur les feuilles de la plante *Cecropia adenopus*, qui leur procurent une riche nourriture, défendent leur alliée contre les fourmis coupeuses de feuilles (J. Constantin, *la Nature tropicale*). Ces alliances, plus nombreuses et plus efficaces qu'on ne le croit, sauvent de la destruction certains végétaux et animaux inférieurs qui prêchent ainsi d'exemple les bienfaits de l'union et de la concorde.

Arthur Smith va même jusqu'à attribuer aux plantes une certaine faculté cérébrale. Il est vrai que la science n'a pas encore découvert l'existence d'un cerveau, ni même de tissus nerveux qui leur seraient propres, mais les botanistes n'ont pas dit leur dernier mot. L'observation de certains phénomènes de la vie végétale nous impose en attendant une hypothèse favorable à cet égard. Le lilas d'eau ferme ses fleurs à la chute du jour et s'en va sous l'eau. Le mimosa, à la vue d'un nuage gros de pluie, replie ses feuilles et baisse ses branches. Les lilas, à l'aurore, réapparaissent sur la surface, tandis que les mimosas reprennent leur forme ordinaire, le danger de tempête disparu. Les branches se reposent, « dorment » comme les animaux, et ce besoin de repos prouve une certaine fatigue cérébrale antérieure au repos. Les plantes ressentent donc la fatigue. On s'en aperçoit en touchant à plusieurs reprises les feuilles de la sensitive. Elles se referment instinctivement, et les feuilles voisines suivent leur exemple. Mais répétez un certain nombre de fois cette opération et la sensitive réagit de moins en moins à notre irritation. Il arrive un moment où, épuisée de fatigue, elle n'y répond même point. Elle reprend cependant ensuite ses forces, car, reposée au bout d'un certain temps, si l'irritation recommence, elle se rebiffe et répond à la provocation qu'on tient à lui adresser.

Les plantes carnivores manifestent des facultés digestives à l'instar des animaux, car la digestion animale serait impossible sans l'intervention des tissus nerveux sur les glandes gastriques.

Lorsqu'on sème une graine à l'envers, elle se retourne d'elle-même pour s'enfoncer en terre. Darwin, si perspicace dans ses conclusions, en présence de ce phénomène étrange qu'il a voulu expliquer par la gravitation, n'a pu s'empêcher de constater que le bout de la radicule, cette racine future, doué de sensibilités si diverses, rappelle la façon d'agir du cerveau de l'animal.

Pour être convaincu de la presque identité des phénomènes vitaux chez les plantes et chez les animaux, il faut surtout comparer les animaux et les végétaux les plus simples. Les amibes et certains végétaux monocellulaires trahissent une sensibilité identique qu'on constate dans le changement de leurs formes ou dans la formation des prolongements protoplasmiques.

V

Les notions imprévues auxquelles nous amène la science de nos jours ont été pressenties par les plus grands philosophes de l'antiquité. Empédocle et Démocrite attribuaient aux plantes une sorte de vie consciente, guidée par l'intelligence. On connaît les sentiments exprimés à ce sujet par Platon et Aristote, tous deux partisans de l'âme végétale. Les Pères de l'Église au moyen âge ne purent s'empêcher de reconnaître aux plantes une base réelle de la vie semi-consciente. Cette conception panthéiste de l'univers s'affirme chez les serviteurs les plus zélés du monothéisme. Pour beaucoup d'écrivains religieux, les plantes ont des âmes capables de revendiquer leur droit à l'immortalité. Dans ses *Révélations d'une vie future*, l'archevêque K. Whately tend à prouver que les plantes, de même que les animaux, ont la chance de jouir de l'immortalité. Tout récemment, un vicaire anglais, le R. Forbes Philips de Gorleston, Yarmouth, a scandalisé ses ouailles en leur prêchant la communauté de la vie future des hommes, des plantes et des animaux. Aux gens indignés par la perspective de retrouver au Paradis les âmes des chevaux, des chiens ou des chats, l'ecclésiastique anglais a dit tout simplement qu'après avoir réfléchi, ils partageront son avis et qu'il leur sera plus agréable de vivre en compagnie des âmes d'animaux honnêtes que de certains êtres humains des plus détestables. Après tout, le mot biblique *Paradis* n'est que l'adaptation d'une expression sanscrite, de beaucoup plus ancienne, *paradesha*, qui est traduite dans l'*Écriture* tantôt par la forêt, tantôt par le parc, toujours sorte de jardin admirable, où il y aura des plantes, des hommes et des animaux.

Il est intéressant de constater que l'humanité simpliste eut une intuition plus intense de l'identité des êtres organiques. Les procès qu'on intenta jadis aux animaux reposaient sur la conviction que non seulement leurs actions sont réfléchies, mais qu'aussi, de même que les humains, ils devraient en porter la responsabilité. La religion chrétienne elle-même, loin de combattre cette solidarité des êtres, si différents, au point de vue de leur évolution, sanctifiait cette thèse par l'autorité des conciles et des représentants du clergé. En 1120, l'évêque de Laon lance contre les chenilles une excommunication en règle, de même que l'Église le fera plus tard, à Mayence, à l'égard des mouches cantharides. En 1454, l'évêque de Lausanne introduit un procès en règle contre les sangsues et obtient contre elles une condamnation de se retirer dans les trois jours sous peine d'excommunication. Un coq, accusé de sorcellerie, fut condamné à être brûlé par la main du bourreau en 1474, à Bâle ; et cinquante ans plus tard, les habitants d'Autun engagent un procès contre les rats. Le tribunal, guidé par le sentiment d'impartialité, donne aux rats prévenus un défenseur d'office, le jurisconsulte Chassanée. La procédure traîna en longueur, à cause de la difficulté de toucher par la citation les animaux accusés, et finit par la condamnation des coupables. Vers la fin du XVIIe siècle, il y avait en France de nombreux procès contre les chenilles, dont le plus retentissant fut sans doute celui que leur fit le grand vicaire de Valence, en les condamnant à quitter son diocèse.

Le tribunal révolutionnaire lui-même, présidé par Dumas (le 27 brumaire an II), eut à juger un chien qui fut condamné à mort.

Or, si ces condamnations infligées aux animaux nous font sourire, elles attestent le sentiment instinctif de la solidarité des êtres. De même que le Paradis devait embrasser dans son sein l'homme, les plantes et les espèces animales, de même on a voulu faire partager à ces deux dernières, sur la terre, nos douleurs et nos châtiments.

VI

Abordons le règne des minéraux.

On sait que malgré tous leurs efforts, les biologistes ne sont pas encore arrivés à donner une définition exacte de la vie et de la mort. Si, comme l'a proclamé justement Pascal, chaque définition n'est que l'imposition d'un mot à une *série d'objets*, *créés par l'esprit* dans le but d'abréger le discours, il ne peut pas y avoir de définitions des phénomènes naturels. Et plus les phénomènes sont complexes, plus défectueuses seront leurs prétendues définitions. On peut définir des choses en géométrie, en philosophie, en métaphysique ou en sociologie. Car les définitions peuvent alors répondre strictement aux données conventionnelles que nous avons décidé d'y enfermer. Mais lorsqu'il s'agit des choses de la nature, aucune définition ne peut embrasser leurs modalités insoupçonnées ou imprévues, que l'état de notre conscience, ou de notre ignorance, nous empêche d'apercevoir.

Pour Aristote, la vie n'était que la nutrition, l'accroissement et le dépérissement ayant pour cause un principe qui a sa fin en soi, l'entéléchie. Pour Kant, un principe intérieur d'action; pour Bichat, l'ensemble des fonctions qui résistent à la mort. Pour Herbert Spencer, la vie n'est que l'accommodation continue des relations internes aux relations externes; pour Lamarck, un état qui permet le mouvement organique sous l'influence des excitants.

Pour les biologistes modernes, comme Le Dantec, la vie commence à l'œuf fécondé, finit à la mort et se signale à chaque instant par une structure spéciale qui dépend de la structure existant un instant auparavant et de tout ce que l'être a fait dans l'intervalle...

Autant de savants, autant de définitions; à moins qu'imitant l'exemple de Claude Bernard, ils se refusent à bâtir sur l'eau courante et à définir des choses indéfinissables.

Il en est de même de la mort. Dans l'impossibilité de renfermer dans une formule étroite l'idée de la vie et de la mort, les philosophes et les physiologistes n'ont qu'à examiner leurs rapports avec le monde extérieur. Pour comprendre l'essence de la vie, nous n'avons qu'à examiner ses réactions visibles ou constater leur absence dans la mort.

Nous disons : une plante vit, un animal vit ou il est mort, en nous basant sur la présence ou l'absence des réactions qu'ils sont censés réaliser. Dans la catégorie des réactions vitales qui frappent le plus notre imagination, il faut ranger la propriété qu'ont les corps vivants de se reconstituer dans leur mutilation, de se remettre de leurs blessures, et de recouvrer ainsi leur individualité morphologique.

Or, les cristaux agissent à l'égard de leurs mutilations exactement comme les corps animés. C'est ce qui a permis à Pasteur de parler de la *cicatrisation cristalline*. Lorsque, nous dit-il, un cristal a été brisé sur l'une quelconque de ses parties et qu'on le replace dans son eau mère, on voit, en même temps que le cristal s'agrandit dans tous les sens par un dépôt des particules cristallines, un travail très actif se produire sur la partie brisée ou déformée. En quelques heures, le cristal satisfait ainsi non seulement à la régularité du travail général sur toutes ses parties, mais au rétablissement de la régularité dans la partie mutilée. Pour beaucoup de savants, on serait mal fondé de vouloir mettre une barrière infranchissable entre la matière dite inanimée et le monde organique. D'après Liebig, Ehrenberg, Claude Bernard et tant d'autres chimistes ou physiologistes éminents, la vibratilité des substances brutes ne serait qu'une variante de l'irritabilité de la substance vivante. La croyance en leur repos absolu n'est qu'une simple illusion de nos sens.

Le professeur Otto von Schrohn, qui a consacré toute sa vie à l'étude des cristaux, nous a appris au bout de ses longues recherches (en 1899) que la cristallisation, envisagée ordinairement comme un phénomène de nature inerte, est en réalité un phénomène organique de la matière vivante. Dans la composition des cristaux rentrent surtout les baccilles, donc une série des microorganismes, êtres vivants qui, *d'après un plan préconçu*, arrivent à se grouper sous des formes diverses des cristaux connus. Ces baccilles, conformément à leur nature, se cristallisent, si l'on peut s'exprimer ainsi, d'une façon répondant aux formes connues des cristaux. Ainsi, lorsque nous apercevons un cristal scalénoédrique, nous pouvons être certains que c'est le microbe de la tuberculose qui a produit cette agglomération étrange ; de même que la forme parallélipipédique a son origine chez des baccilles de l'anthrax, la forme rhomboédrique nous vient du baccille « subtilis » et la forme prismatique hexagonale, du « baccille du tænia ». La formation des cristaux par des myriades d'êtres vivants tendant au même but et ayant pour effet une harmonie de forme, frappant par son ordonnance et sa régularité tous les observateurs, ne fait que confirmer les croyances des anciens en la vitalité des corps dits inertes.

Rappelons cette loi d'Athènes, dont les dispositions naïves ont charmé notre enfance :

Elle condamnait tout objet inanimé qui, en dehors de l'intervention humaine, aurait causé la mort d'un homme ou d'une femme, aux peines qu'entraînait le crime d'homicide et au bannissement du pays. Jusqu'à nos jours, certaines populations fétichistes vénèrent des pierres, surtout celles qui tombent du ciel, et leur attribuent une âme spéciale. Pour les Algonquins, les âmes des haches et des chaudrons traversent la mer pour se rendre au *Grand Village*.

Chez les bouddhistes, la croyance à la vie du monde dit inanimé est générale. Certains *Yoghis* passent leur vie dans une immobilité absolue, non seulement pour ne pas faire de mal aux plantes, mais aussi pour ne pas faire un tort involontaire aux cailloux semés sur leur route. La nirvâna, d'après les livres sacrés des *Védas*, accueillera dans son sein non seulement les animaux et les plantes, mais aussi les pierres et les rochers.

Des philosophes anciens ont vu dans les attractions et les répulsions des corps la forme initiale des sympathies et des antipathies qui gouvernent les êtres vivants. Empédocle regardait l'amour et la haine comme le principe du mouvement dans l'univers, de même que Schopenhauer a rajeuni ces vieux systèmes en identifiant l'existence et la volonté.

Car, quoi qu'on en dise, la matière morte et la matière vivante ont des affinités profondes. Celle vivante n'a pas un seul corps qui lui soit exclusivement propre. Ses qualités essentielles se retrouvent avec une fidélité frappante dans la matière morte.

VII

On nous parle de la capacité du mouvement de la matière vivante. Qu'est-ce que ce mouvement dans le protoplasme, ce type expressif de la vie, sinon le changement de volume, de forme, de situation de la masse?

Or, les minéraux, comme nous l'apprend le professeur Thoulet, manifestent dans leur vie spéciale la même capacité de mouvement, puisée dans le soleil, source commune de tout mouvement.

Il suffit de chauffer un minéral pour voir comment il réagit sous l'influence de la chaleur. Sa dureté, son élasticité, sa grandeur, son état moléculaire, tout se modifie, comme si le minéral était un être vivant. Les minéraux naissent, croissent et meurent, entraînés dans la sphère d'influence des facteurs extérieurs qui amènent leur transformation ou leur mort.

Dans les comptes rendus de l'Institut (1887), nous trouvons une intéressante communication de MM. Gernez, Parmentier et Auret qui éclaire d'un jour singulier la question qui nous préoccupe.

En refroidissant des dissolutions très concentrées d'hyposulfite de soude ordinaire dans un mélange réfrigérant, en l'absence *de tout germe* de cristal ordinaire, il se produit des cristaux spéciaux : ce sont des aiguilles très fines, d'une longueur de plusieurs centimètres. Mais il n'y aurait qu'à les *toucher* avec une baguette de verre mise précédemment en simple *contact* avec les cristaux prismatiques pour provoquer la transformation de ces aiguilles en prismes gros et courts. Autrement dit, les cristaux introduits ont *engermé* les anciens et provoqué la naissance subite de formes nouvelles.

Il suffit ainsi d'observer l'existence des cristaux pour voir la vie déborder là où on ne soupçonne point son existence. Les cristaux ne sont cependant point une exception dans le règne minéral. Ils ont seulement un genre de vie plus saisissable pour nos organes d'observation imparfaits.

Lorsqu'on lit ce que conte à leur sujet M. John W. Judd (communication faite en 1891, à la *Royal Institution* de Londres), on se sent pris d'un de ces troubles qui nous envahissent en présence d'un monde nouvellement découvert. D'après ce savant, les cristaux non seulement vivent, grandissent et meurent, mais ils ont en outre la facilité de ressusciter. Supérieurs à l'homme, ils rajeunissent après avoir passé l'âge de la sénilité. Ils réalisent de cette manière le rêve du poète qui a voulu mettre la jeunesse à la fin de l'existence humaine.

Tout comme les petits organismes des rhizopodes quelconques ou des bourgeons ou des rameaux, brisé ou mutilé, un cristal répare ses pertes durant sa croissance. Un petit fragment de cristal grandit et reproduit un total analogue au morceau dont il a été détaché. Et cette force réparatrice, cette force vitale, si on le préfère, est si intense que le morceau mutilé croît plus vite que les morceaux restés intacts.

Il a presque le pouvoir de *génération*, car sa forme normale peut être complètement modifiée par la présence des traces infinitésimales de certaines substances étrangères. La présence d'un morceau de feldspath suffit pour provoquer une formation cristalline de feldspath dans un milieu où il brillerait autrement par son absence.

Le cristal peut s'arrêter dans son évolution, comme n'importe quel fakir des Indes qu'on ensevelit sous terre, pendant plusieurs mois, la bouche et les yeux remplis de sable. Réveillé de sa torpeur, il continue son cycle vital.

Ils vieillissent, comme nous-mêmes, et la vieillesse va jusqu'à affecter leur structure intime. Un moment arrive où ils perdent leurs propriétés optiques et physiques et passent dans la catégorie des cadavres, des *pseudomorphes*.

Il a fallu un grand nombre de siècles pour s'apercevoir de ces manifestations vitales des cristaux, et il en faudra peut-être autant pour s'apercevoir que la vie est autour de nous partout et toujours.

Prenons un morceau de matière brute quelconque : une pierre, un caillou, un minerai. Soumettons-les à l'influence des forces extérieures, au magnétisme, à la chaleur, à l'électricité, à la lumière, et nous nous apercevrons facilement que pas une de ces influences ne les laissera insensibles. La chaleur modifie jusqu'aux propriétés électriques du minéral. Elle modifie sa dureté, son élasticité et fait apparaître en lui des phénomènes de toute nature, en commençant par ceux du mouvement et finissant par ceux de sa décomposition. Armand Sabatier (*Essai sur la vie et la mort*), qui a étudié d'une façon approfondie l'identité de la vie organique et inorganique, signale en faveur de cette thèse une série de preuves des plus convaincantes. Citons-en plusieurs :

L'orthose déformée par la chaleur ne peut reprendre son premier état optique. Si la chaleur s'élève encore, l'état moléculaire se modifie plus profondément ; l'état solide fait place à l'état liquide, et il y a fusion. A des degrés supérieurs il y a volatilisation ; puis vient la *dissociation* et la *destruction* ou la *mort*. Le mouvement des êtres vivants, nous dit-il ailleurs, doit être envisagé dans sa forme la plus élémentaire, la plus simple, c'est-à-dire dans la substance qui sert de base aux êtres vivants, dans le protoplasme. Ce phénomène s'y traduit par des mouvements moléculaires de la masse qui ont pour résultante des changements de volume, de forme, de situation de la masse ou des portions de la masse du protoplasme.

Or, dans les êtres, inanimés, dans le minéral, il y a aussi des mouvements moléculaires qui influent sur la forme, sur les dimensions de la masse et même sur son état.

On parle d'une différence fondamentale entre la matière brute et animée, lorsqu'on les envisage au point de vue de leur nutrition. On admet généralement que les êtres vivants grandissent par l'acquisition d'une nouvelle substance qui pénètre dans l'organisme et s'identifie avec lui, tandis que l'augmentation du volume des corps bruts ne se ferait que par juxtaposition, agrandissement mécanique, sorte de matière nouvelle, ajoutée à l'ancienne, sans qu'aucune liaison intime s'ensuive.

Mais si on prenait pour éléments de comparaison des corps bruts à l'état liquide (tel est précisément le cas du plasme), cette différence ne serait point aussi radicalement tranchée. Il suffirait, d'une part, de prendre pour sujet de comparaison non point la cellule, mais ses éléments constitutifs, et nous nous apercevrions que les molécules nouvelles venues, pour agrandir le protoplasme, ne font également que se superposer. D'autre part, quand on examine l'accroissement par nutrition de la matière vivante solide (les os), on constate que celui-ci s'opère, de même que dans la matière brute, par juxtaposition.

VIII

La vie et le mouvement, loin d'être limités aux plantes et aux animaux, appartiennent donc également aux minéraux. Ils sont l'apanage de l'univers. La différence entre la matière animée et brute n'est point dans la présence ou l'absence de la vie, mais seulement dans le degré de la vitalité : d'un côté, vie lente et sourde; de l'autre, vie aiguë. Toutes deux se croisent, s'entremêlent et se pénètrent mutuellement. Le spectacle du carbone emprunté à l'acide carbonique par la chlorophylle et transformé par les animaux en leurs propres tissus, se retrouve sur toute l'étendue des relations entre les deux mondes : vivant et dit inanimé.

L'activité universelle, nous dira Alfred Fouillée, en paraphrasant l'idée d'Aristote, que « tout mouvement dans la nature est une sorte d'appétit », serait pour nous inintelligible sans la sensibilité universelle. « Il n'y a pas d'un côté un esprit sentant, de l'autre une matière absolument insensible qui cependant pourrait être sentie. » Comme il n'y a rien de mort dans la nature, d'après la définition de Leibnitz.

Or, quel que soit le sort de notre dépouille terrestre, elle retourne d'une façon infaillible, en dernier lieu, au sein de la nature vivante. Son dernier refuge visible pour nous étant le règne minéral, comme nous l'avons vu, cette transformation ne veut point dire la privation de la vie au point de vue de l'économie générale des êtres. Redevenu minéral, l'être jadis vivant rentre de nouveau dans le royaume immédiat des vivants. Le minéral n'est-il pas en somme l'aliment principal de l'homme, des plantes et des animaux ?

Le Dr Gaube, le créateur de la minéralogie biologique, a raison de dire que le protoplasme lui-même est né de la matière minérale, pour cette raison bien simple qu'il ne pouvait naître d'une autre source.

L'influence minérale sur la reproduction de l'espèce est, d'après le même auteur, tellement considérable que la déminéralisation des générateurs provoque la stérilité et partant la dépopulation, dont on se plaint tellement en France. L'azote, cette base de notre nutrition, ne serait que le tributaire du minéral qui donne le cachet caractéristique à l'organisme. Ainsi la silice et la potasse sont des dominantes minérales des races; les hommes siliciés se trouvent surtout parmi les races blondes et les potassiques parmi les races brunes.

Sans souscrire à cette doctrine, dont l'application mènerait sans doute trop loin, constatons que le fait principal qui s'en dégage ne pourrait être contesté par personne. Oui, c'est aux minéraux que le protoplasme doit sa naissance. Le principe et l'apparition de la vie élémentaire étant si profondément liés à l'existence des minéraux, nous y voyons une nouvelle preuve éclatante de la liaison intime qui unit les minéraux, matière prétendue morte, au monde animal et végétal, doués de la vie.

Les poètes, avec leur sensibilité divinatrice, ont

souvent chanté l'âme et la compréhension propres aux choses dites inanimées. Rappelons à ce sujet le beau sonnet de Gérard de Nerval (1845):

Homme, libre penseur! te crois-tu seul pensant
Dans ce monde où la vie éclate en toute chose?
Des forces que tu tiens, ta liberté dispose,
Mais de tous tes conseils l'univers est absent.

Respecte dans la bête un esprit agissant:
Chaque fleur est une âme à la nature éclose;
Un mystère d'amour dans le métal repose;
« Tout est sensible! » Et tout sur ton être est puissant.

Crains, dans le mur aveugle, un regard qui t'épie:
A la matière même un verbe est attaché...
Ne la fais pas servir à quelque usage impie!

Souvent dans l'être obscur habite un dieu caché;
Et, comme un œil naissant couvert par ses paupières,
Un pur esprit s'accroît sous l'écorce des pierres!

Victor Hugo va même plus loin. Il y a, nous dit-il, dans les rapports de l'homme avec les bêtes, avec les fleurs, avec les objets de la création, toute une grande morale à peine entrevue encore. Elle finira par se faire jour et deviendra le corollaire et le complément de la morale humaine.

Cette prophétie de poète pourra devenir, avec le temps, une réalité. A mesure que la science dévoilera à nos yeux les chaînes intimes qui lient toute l'œuvre du Créateur, l'humanité comprendra de mieux en mieux le langage de la continuité et de la solidarité dans les relations réciproques de tous les éléments de l'univers.

Les deux mondes, si séparés extérieurement, se trouvent ainsi unis par la communauté de leur origine, par l'analogie de leur existence et par une affinité profonde de leurs propriétés. C'est aux minéraux que nous devons notre origine et, en retournant à la terre, nous ne faisons que revenir vers le principe créateur de notre vie.

LA

TERREUR SUPRÊME DE NOTRE VIE

CHAPITRE IV

LA TERREUR SUPRÊME DE NOTRE VIE

A. — SES ORIGINES

I

Nous tremblons devant la mort. Une sorte d'angoisse pénètre à son approche notre pensée. Si nous évitons de la voir de près chez les autres, nous l'éloignons en ce qui nous concerne, par toutes les forces de notre raisonnement. Vain effort! Avec une obsession invincible, elle ne cesse de se rappeler à notre conscience. A chaque disparition d'un être cher, devant une maladie menaçante, aux abords d'un cimetière, à la lecture d'un article nécrologique de journal, devant l'évanouissement final des myriades d'êtres qui nous entourent, elle se rappelle à notre « moi », comme une triste nécessité, fin terrible et implacable, limite haïe et redoutée de notre voyage sur terre. La mort a beau être en nous et autour de nous: nos yeux et notre conscience se ferment, troublés, devant sa vision. Rares sont ceux qui osent la braver, et ce sont des héros peu nombreux du devoir, ou encore les sages, moins nombreux, par raisonnement. L'humanité dite normale ne cesse de se détourner du plus détesté des dieux, d'après la définition si expressive des Grecs. Et lorsqu'on y réfléchit, on s'aperçoit qu'il n'y a rien de plus naturel que les sentiments inspirés par la mort.

Tout concourt pour la rendre atroce et redoutée : les religions et leurs prophètes, les moralistes, les prêtres, les légendes et les superstitions populaires, les littératures, les chansons, les visions des illuminés, les hommes pieux et même les hommes sceptiques. Enfin toute l'humanité, dès l'éveil de sa pensée, semble s'être proposé de faire de la mort le plus terrible des spectacles sur terre.

Jeunes, nous rions d'elle comme Céphale, mais pareils au héros de Platon, devenus vieux et caducs, nous nous lamentons devant les affres de la fin. De même cependant que les excès de notre organisme se trouvent toujours accompagnés d'efforts qui, inconscients, tendent à nous retenir sur la pente de la ruine, de même tout en respirant à larges poumons le désespoir et les tristesses de la mort, nous cherchons instinctivement des remèdes contre les souffrances causées par ce mal volontaire. C'est ainsi que depuis les premiers êtres pensants, qui, ne pouvant se résigner à la disparition complète, ont cherché leur salut dans la vie future comme continuation de celle sur terre, l'humanité ne cesse de boire avec avidité les consolations qui adouciraient les sentiments cruels de la fin

II

La croyance à la survie, base principale de toutes les religions, et partant la croyance à l'âme humaine, indépendante du corps, doit son origine à la terreur de la mort. Dans l'impossibilité de persuader à l'homme qu'il vivra après la décomposition de son corps, il fallait trouver un argument plus plausible, plus vraisemblable, pour le sauver du désespoir du néant. Il fallait calmer avant tout ses appréhensions par l'espoir de survie. Mais survie de quoi? Est-ce de son corps tombé en pourriture?

Incapable d'aller au-delà du spectacle macabre qui s'ouvrait devant ses yeux, il se rejeta sur l'existence d'un *autre moi*, se trouvant en lui, être invincible et invulnérable que la mort ne pourrait saisir de même que ses yeux ne pourraient l'apercevoir, être subtil et abstrait échappant aux atteintes de la destruction physique et tenant du ciel et de la divinité. La croyance en l'âme naquit.

La *nirvâna* et le bouddhisme se greffent également sur le même tronc. En vain nous affirment-ils les délices de l'immobilité et la joie de la cessation de la vie. Leur doctrine caresse, derrière tous ces nuages, le même rêve de survie cher au reste de l'humanité.

Avec l'extinction (la nirvâna), enseigne le bouddhisme, l'âme, libérée de la vie, s'évanouit. Loin de périr, cependant, elle retourne à la substance de l'être éternel et se soustrait à l'influence des temps et des lieux, des causes et des effets. Elle se replonge de la sorte dans une manière d'être sans fin.

Au fond de toutes les croyances on retrouve les mêmes aspirations vers la vie future et l'ardent désir de se rattacher à la vie d'ici-bas par des liens insolubles. Si certains grands créateurs des religions et des dogmes se montrèrent affranchis des préoccupations de la survie, les foules qui les suivaient ne manquèrent jamais de remplir cette lacune et de violer, sous ce rapport, leurs doctrines. Le confucianisme et le taoïsme, les deux grandes croyances de Chine, s'ils restaient fidèles à l'enseignement de leurs créateurs, fermeraient toute possibilité de survie à leurs adeptes. Et cependant la vie future à l'état latent fait quand même partie de ces deux croyances. Il en est de même de la religion juive. L'Ancien Testament ne parle point de la vie future. Et pourtant, non seulement le christianisme, qui en est sorti, mais aussi les Juifs, fidèles à leurs anciennes croyances, ont su introduire le dogme de la survie comme partie essentielle de leur foi. L'immortalité de l'âme n'est du reste rentrée dans la religion chrétienne que quelques siècles après sa fondation[1].

L'idée d'âme immortelle, emprisonnée dans le corps, pour s'en émanciper ensuite après la mort,

[1] La notion de l'indestructibilité de l'âme, d'une continuité de vie, qui lui serait inhérente essentiellement, tout ce que nous appelons en philosophie l'immortalité, est en dehors du cercle d'idées dans lequel se meut la théologie apostolique. (Reuss, *Histoire de la théologie chrétienne au siècle apostolique.*)

apparaît pour la première fois d'une façon plus précise que dans l'*Odyssée* chez le poète Phocylide, le contemporain de Thalès et de Théognis, né à Milet, au VIe siècle avant Jésus-Christ. Cette croyance met du reste beaucoup de temps avant d'être acceptée par l'humanité d'autrefois. Traitée avec mépris par les uns, admise avec beaucoup de réserves par les autres, nous la rencontrons peu de temps avant Jésus-Christ chez les Pharisiens, qui l'ont retrouvée dans les écrits grecs inspirés par les élégies et les poèmes moraux du poète grec.

Le Mazdéisme de Zarathustra, le christianisme, le mahométisme, en un mot tout ce qui porte le nom de religion devient, de la sorte, inséparable du dogme de la survie. Faut-il y voir une sorte de calcul inconscient, comme l'insinue John Stuart Mill ? « Les religions, nous dit-il (*Essai sur la religion*), qui ajournaient à un autre monde les effets de la justice divine devaient prévaloir à la longue sur celles qui se bornaient à promettre des sanctions temporelles, parce qu'il n'était pas aussi facile d'en constater le défaut. »

Les grands esprits s'affranchissaient souvent des articles de foi ou des superstitions ayant cours de leur vivant. Ils ne sont pas rares ceux parmi les philosophes qui se refusaient à souscrire aux dogmes populaires. La source de la croyance à la survie reste cependant chez eux intarissable. Il n'y a que ses manifestations qui changent de forme. Les uns croient à la persistance d'un principe animé, les autres à l'immortalité de la gloire, les troisièmes à l'immortalité dans la nature. Tous paraissent être de l'avis de Socrate : que la chose vaut qu'on se hasarde à y croire.

Pour Aristote, qui raillait les croyances de Platon à la persistance et à la survivance de l'âme, notre *intellect actif* va se confondre, après notre mort, avec la puissance active de la nature. Pour les stoïciens, l'âme, cette parcelle de feu céleste, retourne avec la mort à son principe d'origine, l'âme universelle. Pour presque tous les contempteurs de la survie, la mort est, comme pour Plutarque, le retour au pays naturel (*Agricola*, 40). On connaît la curieuse discussion à ce sujet d'Albert le Grand. Après avoir énuméré trente arguments contre l'immortalité de l'âme, il en a trouvé trente-six pour, et, joyeux, se déclara convaincu. La logique d'Albert le Grand a prévalu à travers les âges. Seulement, ces six arguments décisifs, ce sont toujours les arguments quelconques tirés du vide terrifiant qui s'empare de nous devant le trou béant.

On a beau le railler ou passer devant lui indifférent, au printemps de notre existence; lorsque les feuilles de l'arbre de la vie commencent à tomber, on se réconcilie avec les sourires angéliques que nous adresse le mirage de l'autre vie. Luther, qui, au commencement de sa campagne ardente contre Rome, a classé le dogme de l'immortalité de l'âme parmi « les fables monstrueuses qui font partie du fumier romain », s'est ravisé sur le tard et réconcilié avec l'objet de ses sarcasmes. Spinoza, s'il se garde bien d'employer le mot d'immortalité, se résigne cependant à admettre celui d'éternité. Lui aussi a trouvé la consolation de la mort dans un retour à la substance de l'être absolu. Tandis que toute la philosophie de Spinoza semble s'opposer à l'immortalité de l'âme, le philosophe, effrayé devant le néant, renie sa logique implacable et se rattache à un mirage, la survivance de son moi. D'après le dogme fondamental du panthéisme, l'âme se trouve fixée au corps par une solidarité absolue, et comme dirait Ad. Franck[1], l'âme humaine n'est pour Spinoza « qu'une agrégation d'idées nécessairement liée à une agrégation des molécules corporelles ». L'auteur du *Traité théologico-politique* déclare en outre qu'après la désagrégation des organes, nos capacités abstraites disparaissent également. Avec la mort du corps s'en vont ainsi la mémoire et la conscience, ces deux bases essentielles de l'existence de l'âme. L'âme, d'après la logique du panthéisme, se trouve donc condamnée à une disparition définitive. Et cependant, notre conscience est tellement attachée à la rive de la survie que, rompant avec ses déductions ingénieuses, Spinoza a recours au principe « d'éternité » qui, tout en rejetant l'immortalité, nous permet de vivre de la vie impérissable du principe absolu.

Kant conclut à la rationalité de la vie éternelle; Hegel croit à la résorption dans l'être absolu; Gœthe, à la jouissance du retour à l'infini; Auguste Comte, à l'immortalité cérébrale, à la survie par l'idée, par la civilisation; Herbert Spencer, au retour à la nature par voie d'évolution, et Renan,

[1] *Dictionnaire des sciences philosophiques*, Spinoza.

avec son fin sourire sceptique, tout en conservant l'immortalité individuelle de l'âme, parle de son retour à l'immortalité et l'impersonnalité de l'intelligence... « Nous revivrons, nous dira-t-il, par le sillon que chacun de nous laisse au sein de l'infini... » (*Dialogues philosophiques.*)

De même Guyau (dans son *Irréligion de l'avenir*) noie son désespoir devant la mort dans une croyance à l'immortalité de nos pensées et de nos actions, dogme adopté par la plupart des écrivains et penseurs de nos jours.

« Ce qui a vraiment vécu une fois revivra; ce qui semble mourir ne fait que se préparer à renaître. Concevoir et vouloir le mieux, tenter la belle entreprise de l'idéal, c'est y convier, c'est y entraîner toutes les générations qui viendront après nous. Nos plus hautes aspirations, qui semblent précisément les plus vaines, sont comme des ondes qui, ayant pu venir jusqu'à nous, iront plus loin que nous, et peut-être en se réunissant, en s'amplifiant, ébranleront le monde. Je suis bien sûr que ce que j'ai de meilleur en moi me survivra. Non, pas un de nos rêves, peut-être, ne sera perdu; d'autres les reprendront, les rêveront après moi, jusqu'à ce qu'ils s'achèvent un jour. C'est à force de vagues mourantes que la mer réussit à façonner sa grève, à dessiner le lit où elle se meut. »

Malgré ces consolations semées à profusion par la religion et les savants, l'humanité n'a jamais cessé de redouter la mort. La terreur qu'elle provoque est universelle. Elle plane bien au-dessus des pays, des races, des sexes, et même au-dessus de la mentalité des humains. Au fond de leurs consciences, les mortels redoutent autant son approche que Mme de Sévigné, qui, dans un cri déchirant d'angoisse suprême, résume comme suit l'appréhension de la fin dans l'espèce humaine :

« Comment sortirai-je de la vie ? Par où ? Par quelle porte ? Quand sera-ce, dans quelle disposition ? Souffrirai-je mille et mille douleurs qui me feront mourir désespérée ? Je m'abîme dans ces pensées et je trouve la mort si terrible que je hais plus la vie parce qu'elle y mène que par les épines dont elle est semée. » (*Lettres.*)

La Rochefoucauld perd jusqu'à sa philosophie de bon sens devant la mort. Elle lui arrache ce cri venu du fond du cœur :

« Le soleil ni la mort ne se peuvent regarder fixement. » Les littératures de tous les pays retentissent ainsi des plaintes que leur suggère la nécessité du départ.

III

Depuis Homère, en passant par Dante et Shakespeare, et en finissant par Baudelaire, Victor Hugo et Leconte de Lisle, les poètes de toutes les époques, à de rares exceptions près, furent unanimes à placer les horreurs les plus lugubres autour de la mort. Dans l'*Odyssée*, l'ombre d'Achille déclare à Ulysse « qu'elle aimerait mieux être un esclave sur terre que de régner sur tous ceux qui ne sont plus ». Pour les Achéens d'Homère, débordants de vie, la mort devait être quelque chose d'affreux. Le monde souterrain, où on envoyait les humains après leur pérégrination terrestre, était sombre et obscur. Ce qui frappe à l'entrée, c'est « la destruction et l'invisible ». Aidoneus et Persephone, couple macabre, accueillent avec malveillance les hôtes venus contre leur gré. Les hommes ne sont plus dans ce royaume que des fantômes tristes, apportant avec eux leurs regrets éternels de la vie passée sur terre :

« O mon enfant, ô le plus infortuné des mortels, dit Anticlée à son fils Ulysse, lors de leur touchante rencontre dans le pays de Persephone, tel est le sort des humains lorsqu'ils ne sont plus. Les nerfs ne soutiennent plus les chairs ni les os. Aussitôt que la vie a détaillé les membres, l'irrésistible flamme du bûcher consume tout, nerfs, chairs, ossements. L'âme s'échappe seule et voltige comme un songe. Hâte-toi de revoir la lumière. »

Les rois qui y reconnaissent Ulysse se désespèrent et pleurent abondamment sur leur bonheur de jadis et sur leurs malheurs récents, « tous ces simulacres des hommes qui ne sont plus ». Leur vie nouvelle n'est remplie que des regrets de celle déjà perdue. Telle est l'existence des héros, semblables aux immortels. A côté d'eux on n'aperçoit que des souffrances inimaginables des éternels suppliciés: on voit Tityos, fils de l'auguste Gaïa, à qui deux vautours attachés à ses flancs déchirent les entrailles et dévorent le foie; Sisyphe soulevant et poussant de ses deux bras une roche gigantesque, qui retombe dans les profondeurs chaque fois qu'elle atteint la crête; Tantale, plongé jusqu'au menton dans l'eau qui s'éloigne de lui dès que l'infortuné vieillard veut y tremper ses lèvres et calmer sa soif...

Hésiode nous mènera encore plus loin dans la même voie des souffrances. Il nous montrera les Titans, ces fils aînés du Ciel et de la Terre, victimes de leur martyre éternel dans le pays de l'invisible, situé au-dessous du Tartare.

C'est ainsi que de la main légère des rapsodes anciens, la terreur de la mort fut lancée à travers les siècles, les pays, les littératures. Les œuvres de tous les peuples se montrent infectées des appréhensions de la mort qui, comme un fleuve aux rivages invisibles, traverse la pensée de l'humanité, sans distinction de race et de culture. Une étude sur l'évolution de la terreur de la mort dans les lettres du passé et de nos jours deviendrait presque l'histoire universelle de la littérature. Les écrivains issus des peuples raffinés qu'on taxe de décadents, comme la France, ou descendants des nations jeunes et de civilisation récente, comme la Russie, paient le même tribut aux affres de la mort.

Le héros de la *Mort d'Ivane Ilitsch* (Tolstoï),

luttant avec exaspération contre l'approche de la fin, résume dans ce cri désordonné l'état d'âme de notre génération :

« Pourquoi la mort ? Pourvu qu'elle arrive vite.. Mais pourquoi vite ? La mort, les ténèbres. Non, je préfère tout à la mort ! »

Ames d'élite ou âmes vulgaires communient dans la même appréhension du moment inévitable. Dans son *Journal*, Goncourt affirme que l'idée de la mort empoisonnait la vie à Daudet et que Zola, malgré son esprit philosophique et son courage rare, tremblait devant la mort qui l'obsédait et lui causait des cauchemars et des insomnies. E. de Goncourt, à son tour, m'a affirmé que s'il pouvait bannir de sa conscience l'idée de la mort, sa vie s'allégerait d'un grand fardeau. Dans une réunion historique chez Victor Hugo, presque tous les illustres convives, questionnés sur leur conception de la mort, avouaient ingénument l'effroi et la tristesse qu'elle ne cessait de leur inspirer.

On a beau nous dire que l'appréhension de la mort faiblit avec la marche triomphale du pessimisme, que l'humanité, en proie à ses tristesses et à sa vie agitée, pense de moins en moins au dénouement tragique : la vérité est qu'elle y pense toujours autant, mais elle y pense différemment. Le scepticisme lui ayant gâté le rêve de survie individuelle et de paradis céleste, l'homme moderne tient à jeter hors de sa conscience la pensée de la mort. Mais celle-ci l'étreint de plus en plus violemment et les souffrances qu'elle nous cause sont plus aiguës, plus intenses.

Quelle est cependant la source de cette appréhension qui se manifeste ainsi à toutes les échelles de la vie humaine?

B. — Le sentiment de la fin

I

Pour être général, ce sentiment n'en reste pas moins des plus complexes. Son action dépend non seulement de certaines propriétés enracinées dans notre conscience, mais surtout d'un concours de circonstances créées par l'homme lui-même. On dirait qu'une volonté aveugle l'a poussé à rendre le mal qui le tourmente plus douloureux et les angoisses de l'incertitude où il se débat plus cruelles.

Tout rentre dans cette crainte de la mort, en commençant par la terreur inconsciente de l'inconnu et en finissant par des poisons accumulés par les hommes eux-mêmes pour faire dégénérer la joie de vivre en une crainte permanente de la mort.

Au premier abord s'en dégage l'appréhension de l'inconnu. Nous tremblons devant la mort comme nous détournons les yeux d'un précipice, d'un puits sans fond.

Derrière ce que nous voyons, il y a toujours quelque chose que nous ne voyons pas et, cet invisible nous effraie. Notre angoisse grandit davantage lorsque c'est notre moi qui est destiné à être jeté dans ce gouffre de l'incertitude.

Cette crainte est-elle instinctive? La question a son importance. Car instinctive voudrait dire d'abord indépendante de notre bonne volonté, rebelle à l'éducation. Elle devrait ensuite éclater toujours et partout à l'approche de la mort. Or, il suffit d'étudier de nombreux cas de prémonitions et des récits de gens échappés aux dangers mortels pour s'apercevoir du contraire.

Nous craignons les douleurs de la mort. Combien de fois entendons-nous des gens formuler le rêve de s'endormir et de ne plus se réveiller. La mort survenue dans ces conditions leur paraît douce et désirable. Dans la pensée de beaucoup de gens qui ont évité d'étudier les phénomènes de la mort et se sont bien gardés d'en observer les manifestations réelles, mourir ne serait que l'équivalent de souffrir. Devant nos regards terrifiés apparaissent toujours joints à l'idée de la mort : le moribond succombant sous les souffrances surhumaines avec son visage émacié et ses traits endoloris. Il gémit ou pleure. Il regarde avec épouvante un point fixe qui semble l'attirer vers lui. Il paraît lutter contre un appel impératif. Son visage se crispe et ses mains s'attachent avec les dernières forces de son corps aux vivants qui l'entourent, puis le spectacle horrible de l'agonie commence.

Épargnons-nous cette analyse en faisant remarquer que la sensibilité quitte le moribond en ce moment et que les signes extérieurs de ses souffrances ne sont pour la plupart que des reflexes mécaniques qui se manifestent en dehors de notre conscience. « Tu as tort, nous dit Charron, de trouver la mort laide, car ce n'est pas la mort, c'est son masque. Ce qui est dessous caché est très beau. » (*De la Sagesse.*)

Car les douleurs qui doivent accompagner la mort sont surtout imaginaires. Abstraction faite des morts accidentelles ou causées par des ruptures de nerfs, coups d'apoplexie, maladies de cœur, où la douleur est absente, les cas sont rares où nous souffrons à son approche. Entre le dénouement final et la souffrance il n'y a point de relation de cause à effet. Bien au contraire, nous voyons certains malades brisés par la souffrance, en proie à des fièvres cruelles, regagner, au dernier moment, leur tranquillité d'esprit. L'approche de la fin, loin de provoquer la douleur, aurait donc produit dans ce cas un soulagement notable. Les centenaires, arrivés à la limite de leur vie normale, s'endorment comme des enfants et s'en vont sans la moindre trace de souffrance. La douleur n'est point inhérente à la mort. C'est notre ignorance et nos préjugés qui ont créé cette superstition si terrifiante pour notre conscience et si opposée à la réalité.

II

Dans la riche littérature du *moi des mourants*, dispersée dans les œuvres de tous genres et de tous pays, on pourrait facilement cueillir une moisson abondante de preuves en faveur de l'état de béatitude et de félicité qui accompagne les derniers moments des agonisants. Sans parler de la mort des prophètes et des saints, qui envisagent la mort comme une délivrance du fardeau de la vie, les témoignages authentiques des anciens et des modernes se montrent, sous ce rapport, unanimes. Les *Vies des hommes illustres* de Plutarque sont riches notamment en exemples qui corroborent notre affirmation. Mais on pourrait objecter que les héros de Plutarque ont une mentalité spéciale et exceptionnelle. Ayons donc recours à la mort des êtres simples, rentrant dans la moyenne de l'humanité, produits de la croyance et de l'intellectualité modernes. Voici ce que Montaigne raconte au sujet de la mort de La Boëtie :

« Atteint d'une série de syncopes, La Boëtie s'attendait d'un instant à l'autre de s'en aller définitivement. Le neuvième jour (le 16 août 1563), après avoir souffert d'une syncope, la veille, il s'évanouit de sorte qu'on le cuida trépassé ; enfin on le réveilla à force de vinaigre et de vin. Mais il ne vit de fort longtemps après et nous voyant crier autour de lui, il nous dit : « Mon Dieu ! qui me tourmente tant ? Pourquoi l'on m'ôte de ce grand et plaisant repos auquel je suis ? Quelle aise vous me faites perdre ! »

Ailleurs, Montaigne rappelle le cas d'un homme tombé de cheval. La chose fut très grave et le cavalier, qui perdit à cette occasion beaucoup de sang, faillit trépasser. Il lui parut que la mort l'enveloppait lentement de son manteau. Et voici les sensations qui s'emparèrent de son âme :

« Il me semblait que ma vie ne me tenait plus qu'au bout des lèvres. Je fermais les yeux pour aider, ce me semblait, à la pousser hors et prenais plaisir à m'alanguir et à me laisser aller. C'était une imagination qui ne faisait que nager superficiellement en mon âme, aussi tendre et aussi faible que tout le reste, mais, à la vérité, non seulement exempte de déplaisir, ainsi mêlée à cette douceur que sentent ceux qui se laissent glisser au sommeil. Je crois que c'est ce même état où se trouvent ceux qu'on voit défaillants de faiblesse en l'agonie de la mort et je tiens que nous les plaignons sans cause, estimant qu'ils soient agités de grièves douleurs ou avoir l'âme pressée de cogitations pénibles. C'eût été sans mentir une mort bien heureuse, car la faiblesse de mon discours me gardait d'en rien juger et celle du corps d'en rien sentir. »

Le professeur Heim, dans une curieuse conférence donnée au Club Alpin de Zurich (1895) sur les impressions des touristes qui ont fait des chutes de montagne, rapporte une série d'observations, abondant dans le même sens. N'oublions pas qu'il s'agit ici des cas de gens qui étaient, d'après l'expression vulgaire, à deux pas de la mort et en ont éprouvé les sentiments précurseurs. Or, d'après le savant suisse, les faits suivants accompagnaient d'une façon infaillible presque tous les accidents à partir du moment où ses sujets avaient perdu pied jusqu'à celui du choc matériel et de l'arrêt physique :

1° *Un sentiment de béatitude.*

2° L'insensibilité complète du toucher et des sens de la douleur.

3° Une extrême rapidité de la pensée et de l'imagination. Dans des cas nombreux, ses sujets prétendaient avoir revu tout le cours de leur vie passée.

Lorsque au courant de l'année 1896, M. V. Egger inaugura dans la *Revue philosophique*[1] une intéressante discussion au sujet du *moi des mourants*, presque tous ceux qui y prirent part apportèrent des récits tendant à corroborer la véracité des pages de Montaigne ou les cas cités par le professeur Heim. M. V. Egger, qui insiste sur la vision de la vie passée au moment de la mort, ne prétend point que celle-ci soit désagréable ou douloureuse. Bien au contraire, il résulterait des observations citées par cet auteur que chez les vieillards, le *moi* se précise encore davantage au moment suprême. « Pour que le moi s'éclaire et se condense définitivement, nous dirait-il, il faut que la mort se rapproche et s'annonce. » On pourrait même dire, nous enseigne-t-il ailleurs, que le moi se fait pendant toute la vie et s'achève en face de la mort.

Ce qui importe surtout pour nous, c'est que cette vision plus ou moins fréquente n'est point accom-

[1] *Revue philosophique*, 1896 janvier, mars, etc.

pagnée de sentiments déplaisants, et même, dans beaucoup de cas, apporte la joie suprême, la conscience de notre individualité entière, que nous ne concevons dans la vie courante que par lambeaux.

Le Dr Sollier, qui a eu l'occasion d'étudier, dans le même ordre d'idées, plusieurs cas des plus intéressants, déclare également (*Revue philosophique*, 1896) que l'approche de la mort, ou, si nous préférons, l'idée de la mort, loin d'être une cause de douleur, se trouve toujours accompagnée de sensations de bonheur.

Voici le cas d'une jeune femme morphinomane, qui, au moment de la suppression de la morphine, a été atteinte d'accidents syncopaux, pouvant d'un moment à l'autre entraîner la mort :

« Elle avait l'idée très nette qu'elle allait mourir... Elle ne souffrait pas, et au moment même où la petitesse du pouls, le ralentissement de la respiration, la pâleur, le refroidissement des extrémités, annonçaient une syncope, elle disait se trouver extrêmement bien, n'avoir besoin de rien, et repoussait tout ce qu'on voulait faire pour enrayer les accidents. Au sortir d'une syncope des plus graves et dont on n'avait pu la tirer qu'en lui administrant à nouveau de la morphine, elle s'écria : « Oh ! comme je reviens de loin ! comme j'étais bien ! » Et elle me raconta ensuite qu'au moment même où elle se sentait perdre connaissance, elle éprouvait un bien-être extraordinaire, ne se sentant plus sur terre, quoique continuant à tout voir et tout entendre avec une netteté extrême, et en même temps qu'elle avait revu dans une sorte de panorama, de fantasmagorie, toute sa vie passée. »

Une autre femme, menacée de la mort au cours d'une péritonite, raconta au même médecin qu'elle se sentit envahie par un état de bien-être, ou plutôt d'absence de toute douleur, et qu'elle envisagea sa fin sans le moindre regret pour le passé.

Le cas d'une jeune fille de dix-sept ans atteinte d'une fièvre typhoïde des plus graves est non moins instructif. Elle entendit les médecins qui, la croyant mourante, ne lui donnaient plus que quelques heures de vie, et cependant l'idée qu'elle allait mourir n'exerça sur elle aucune réaction.

Plus tard, prise d'une hémorragie puerpérale, elle eut l'impression très nette qu'elle allait y succomber. Elle éprouva la même sensation de bien-être physique, de détachement de tout qu'autrefois, pendant que sa pensée se portait non sur son passé, mais sur l'avenir de ceux qu'elle croyait laisser.

Si, en partant de ces faits concrets, nous voulons arriver à leur explication, nous aboutissons à cette conclusion bien nette que dans les deux catégories principales auxquelles on peut ramener tous les accidents de mort, il n'y a ni logiquement ni scientifiquement lieu à la souffrance ou à la terreur.

Considérons avant tout la mort causée par un accident extérieur. Toute la force de notre volonté, toute notre énergie vitale se concentrent sur la résistance au mal qui nous menace. Notre conscience en est pénétrée et rejette par cela même toutes les autres suggestions intérieures. Ni nos vertus, ni nos péchés ne peuvent avoir d'influence sur le caractère et l'issue de cette lutte, faite d'impulsion et de mouvements instinctifs. Cette insensibilité à des idées restant en dehors de notre défense provoque, sinon la sérénité de l'esprit, au moins l'absence des sensations pénibles.

Dans les cas plus généraux, où la mort approche tranquillement et s'empare lentement de notre conscience, en s'y infiltrant comme une nécessité prochaine et inéluctable, nous avons affaire à des phénomènes physiologiques. Ceux-ci se traduisent soit par des souffrances locales qui n'ont rien de commun avec la mort, ou par un affaiblissement du système nerveux, une sorte d'anesthésie qui va de la périphérie aux centres. Logiquement, elle doit se manifester par une insensibilité à la douleur.

Notre conscience affaiblie n'est plus capable de ressentir ni une forte joie, ni une forte douleur ; nous nous trouvons dans l'état d'*analgésie* de notre *moi*, fermé aux excitations du dehors. La vision du passé, la concentration aux yeux du moribond, ne forme point un élément inévitable de l'appareil de la mort. Tantôt elle fait partie de son cortège, tantôt elle disparaît de la conscience des agonisants, mais lorsqu'elle se montre, elle rayonne sous la forme d'un panorama mouvant, d'un songe riche d'ombres qui défilent devant les yeux de ceux qui s'en vont, comme les tableaux du foyer natal devant les soldats tombés de fatigue après une journée de marche pénible...

III

Les hommes religieux et superstitieux croient généralement aux remords de conscience qui s'élèvent devant le moribond, sorte de rocher gigantesque reproduisant nos péchés. Cette conception de l'agonie dépend surtout de la foi et de l'intellectualité du mourant. Dans les récits des gens prédestinés à la mort et qui ont eu soin de contrôler leurs dernières sensations, le fait des remords de conscience n'est, comme nous l'avons vu, nullement constaté.

Un rôle bien plus important appartient sans doute à la vision du lendemain de la mort. Sans nous arrêter aux croyances à l'âme immortelle, qui dans leur forme pure apportent des trésors d'apaisement et de consolations, signalons ici les superstitions de l'enfer, du purgatoire et tant d'autres menaces cruelles, corollaires de la vie future. On a beau dire avec Rousseau qu'une éternité de souffrances ne s'accorde ni avec la faiblesse de l'homme, ni avec la justice de Dieu, ou avec Fénelon que le petit nombre d'élus consterne le cœur humain : l'homme ne réfléchit pas, il ne discute pas. Il croit. Et dans sa croyance aux tortures atroces qui l'attendent à la sortie de sa pérégrination terrestre, son visage se couvre d'épouvante et sa conscience frémit d'horreur. La nécessité et l'utilité des souffrances futures rentrent ainsi d'une façon indirecte dans le domaine de la longévité. Ce n'est pas ici le lieu de discuter si l'espèce humaine ne pourrait vivre sur le principe du devoir, de l'obligation impérative (Kant), sur la base de l'amour comme justice suprême (Aristote), sur le principe de vertu, dont le fait se trouve en elle-même (Sénèque), au lieu des promesses de récompense, promesses et menaces toutes deux également avilissantes, toutes deux puisant leur origine dans l'égoïsme bas et ses intérêts dégradants. Imbu des idées de punition, persuadé de la cruauté de son Dieu, l'homme croyant tremble devant la mort. Elle se présente à lui sous forme d'un tribunal sans appel, avec un arrêt cruel rédigé d'avance. De combien supérieurs se montrent sous ce rapport des moralistes comme Jules Simon (*Religion naturelle*) ou Jouffroy (*Cours de droit naturel*), qui nous font grâce de l'enfer et ne maintiennent que le paradis pour la plus grande consolation des humains. Il serait difficile de nier que toutes ces sanctions qui influencent l'état d'esprit des mourants ne soient de l'invention des hommes. C'est donc en tout cas un sentiment artificiel et factice, étranger à la conscience de l'homme libre.

A remarquer que l'enfer avec ses supplices éternels est complètement étranger à l'Ancien Testament de même qu'aux enseignements de Jésus. Même la croyance dogmatique à l'immortalité provient, nous dit Bourdeau dans son étude sur *Le Problème de la mort*, non des *Evangiles*, mais des théories qui, quelques siècles plus tard, essayèrent de combiner l'idée d'une résurrection avec le platonisme alexandrin.

Le dogme de la perpétuité des peines a mis beaucoup de temps avant d'être admis dans la religion chrétienne. Soutenu avec ardeur par saint Ambroise, saint Chrysostome, saint Augustin, Tertullien, contre Origène, saint Basile et tant d'autres, il fut admis comme dogme formel par le quatrième concile de Latran (XIIIe siècle) et confirmé au XVIe siècle par les conciles de Florence et de Trente.

Dans le fait que les peuples qui craignent le moins la mort sont précisément ceux qui rejettent les peines et les supplices éternels (les adeptes du brahmanisme et du bouddhisme), nous voyons la preuve éloquente que nos sentiments sur la mort dépendent des idées que nous adoptons à son égard. Rien d'inné, rien de fatal dans nos appréhensions, dans notre douleur de la mort, car elles ne sont, en somme, que le résultat des idées acquises par héritage, éducation ou influence de notre entourage.

La mort, comme mort, ne contient en elle-même rien qui doive nous effrayer. Ce sont les idées que nous y mettons qui provoquent notre épouvante. Si elle était terrifiante, elle aurait paru telle à Socrate, dit avec raison Epictète. Elle aurait paru aussi telle, ajouterions-nous, aux stoïciens et à tous les hommes grands et sages qui ont accueilli la mort avec calme ou joie. On la craint à tort, s'écrie Socrate, car elle est peut-être notre plus grand bien sur terre. A quelques pas de la mort, il enseigne à ses élèves qu'il serait stupide de la craindre, car on ne peut pas craindre des choses qu'on ne connaît pas. La mort est soit la destruction complète — nous entrons alors à l'état de sommeil et nous ne sentons rien ; — ou bien elle est un passage dans une autre vie où se trouvent déjà ceux qui ont été avant nous. Quel plus grand sujet de bonheur que d'être condamné à se rencontrer avec les grands hommes qui nous y ont précédés ! Les stoïciens, et avec eux les Grecs et les Romains, qui savaient s'épargner la douleur de mourir, tenaient fidèlement aux préceptes si sensés d'Epicure et de Sénèque.

« La mort, disait le premier, ne peut être un mal ni pour la sensibilité, puisqu'elle nous ôte la possibilité de souffrir, ni pour la raison, puisqu'elle est dans l'ordre et la logique de la nature » (*Diogène de Laërte*). Pour Sénèque, la mort était la meilleure des inventions de la vie. Montaigne raille ceux qui s'affligent de la mort, qui ne nous concerne ni mort, ni vif. « Vif, puisque vous êtes ; mort, puisque vous n'êtes plus. » Pour Charron (*De la Sagesse*), la mort est une chose bienfaisante qu'il faudrait plutôt bénir, « car si elle nous estoit ostée, nous la regretterions beaucoup plus que nous ne la craignions, et si elle n'estoit, nous la souhaiterions plus fort que la vie ». Voltaire partage à ce sujet les idées de Charron. « Il faut mettre tous ses soins pour mépriser la mort et savourer la vie. »

(*Epître à Horace.*) « On a vu des gens se trouver bien de mourir, nous dira-t-il ailleurs ; on n'en a point vu qui se soient plaints d'être morts. » D'après Montesquieu, « il faut pleurer les hommes à leur naissance et non point à leur mort ». Tout dépend donc de l'angle où nous nous plaçons pour l'envisager. Sujet de terreur pour les uns, elle devient le rêve ardemment caressé par les autres. Tandis que la Genèse (III) voit en elle l'objet de la malédiction et du châtiment des humains, les Védas s'extasient devant son apparition sur la terre. Lorsqu'on envisage la mort sans aucun parti pris, lorsqu'on l'examine dans les impressions qu'elle suggère à l'entourage immédiat du moribond, on s'aperçoit du mensonge de ses prétendues horreurs. Les nombreuses lettres citées par Camille Flammarion dans son curieux ouvrage sur *l'Inconnu* tendent à venger la hideuse image de la fin, et à nous la rendre purifiée du contact des horreurs dont l'a dotée la crédulité excessive des siècles passés. Toute la nature semble participer à l'apaisement du départ ; les enfants coudoient la mort dans leur naïveté délicieuse ; les objets inanimés se laissent attendrir à son approche et se mêlent à la vie des humains, et les mourants eux-mêmes sourient aux vivants. La mort, envisagée de la sorte, devient presque attrayante et sympathique. Elle s'y montre dégagée de la frayeur et de la dureté des Écritures, elle s'y révèle plutôt mélancolique et miséricordieuse. Elle tombe dans une famille comme une goutte de rosée sur une plante, délicieuse dans sa marche rapide et inattendue comme une surprise. Rayonnante ou triste, elle a quelque chose de la bonté majestueuse et offre aux humains son étreinte fraternelle. La déesse de la Mort, telle qu'elle se montre à la plupart des correspondants de l'auteur de *l'Inconnu*, n'a rien de commun avec la fatalité antique, qui faisait tomber les fruits verts, changeait les hommes en pierres et desséchait les jeunes arbres.

Ces représentations sereines de la Mort portent en elles-mêmes un enseignement. Elles prouvent avant tout que l'humanité a soif d'autres idées et qu'instinctivement elle aspire à une philosophie plus douce, à une rupture définitive avec les superstitions déprimantes du passé.

IV

Pour faire face à notre anxiété devant la mort, songeons aux centaines de millions de bouddhistes qui s'enivrent de ses délices. La même pensée de la fin qui fait souffrir une partie de l'humanité, transporte aux sommets du bonheur les adeptes du *Nirvâna*. Seulement nous la pensons autrement.

Il dépend de nous de changer nos conceptions de la mort et, en les modifiant, d'éviter une des causes qui contribuent à raccourcir notre séjour sur terre. Bacon, dans son projet d'*Euthanasie*, voudrait que les arts se mettent de la partie pour la rendre acceptable. « L'homme est incapable de jouir sainement de la vie, nous dit-il, s'il n'a pas d'idées sereines sur la mort! » Le fait est qu'il en jouit en tous cas moins longuement. La terreur de la mort paralyse et arrête souvent la vie. Les cas sont connus d'hommes qui meurent rien qu'en présence du danger menaçant leur vie. La terreur de la mort, qui agit lentement, tue de même lentement. Les malades qui dérobent aux médecins la prédiction de leur terme d'existence meurent ordinairement avant de l'avoir atteint. Il suffit de menacer certains insectes de la mort, pour provoquer chez eux l'interruption des fonctions vitales. La peur fascine et attire instinctivement l'homme, de même que l'aimant attire le fer. La terreur de la mort empoisonne et raccourcit la vie. La littérature universelle, qui a contribué à créer la terreur de la mort, redressera peut-être un jour ses torts en nous la rendant douce et souriante. Elle nous l'a faite, avec l'aide des superstitions religieuses, tellement cruelle que les plus infortunés parmi les hommes s'en détournent découragés. Obsédée par leurs chants, l'humanité se voile la face devant la mort avec terreur. Mais, comme ces épouvantails des enfants, plus on la fuit, plus elle s'acharne après nous, plus ses regards deviennent menaçants et son aspect méchant. Regardons-la de près avec courage. Raillons ses menaces inconnues et son masque de cauchemar. Et, de cruelle et inhumaine, elle deviendra bonne et caressante, simple et naturelle, charitable et compatissante, le sein de fraternité sublime pour tous les êtres vivants de la nature.

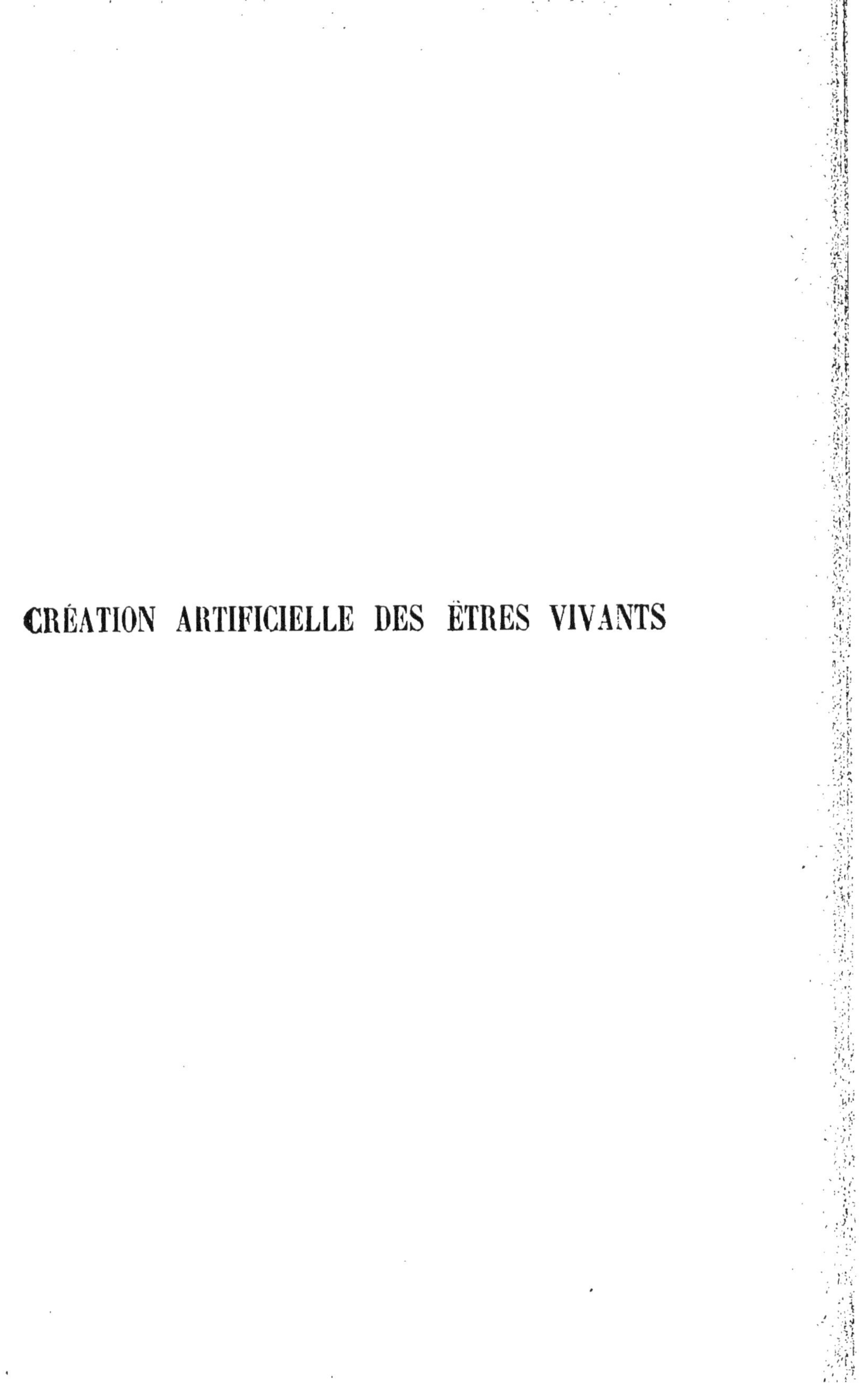

CRÉATION ARTIFICIELLE DES ÊTRES VIVANTS

CHAPITRE V

LA VIE COMME CRÉATION ARTIFICIELLE

A. — Les homuncules d'hier et d'après-demain

I

De tout temps, les hommes supérieurs furent hantés de la création de leurs pareils en dehors de la femme et des prescriptions de l'Écriture Sainte. Depuis Prométhée, qui forme un homme du limon de la terre et dérobe le feu aux dieux pour l'animer, jusqu'aux savants de nos jours, on ne cessa de rêver à la rivalité avec le Ciel. C'est ainsi, par exemple, qu'Amatus Lusitanus prétend avoir vu dans une fiole un marmouset « long d'un pouce » qu'aurait fabriqué Julius Camillus, et que le pape Benoît IX tenait *conjurés* dans un sucrier sept *esprits* bienfaisants. Les livres occultes d'Extrême-Orient nous entretiennent du reste constamment de la création des êtres artificiels. Jamais cependant cette tendance ne se révéla sous une forme plus précise que dans les conceptions théoriques de Paracelse.

Ce génie novateur et inquiet, qui révolutionna l'art médical du XVIe siècle et à qui la médecine doit l'usage de l'opium, du mercure et de l'antimoine, s'éprit d'une belle ardeur pour la création des petits êtres vivants, des *homuncules*, qui, comme il l'enseignait, ne se nourrissaient que de l'air seul et ne puisaient que dans l'air les éléments indispensables à leur vie.

« *Vrais enfants* de la nature, ils engendreront les mandragores, une fois parvenus à leur virilité. » (Paracelse.)

Le père de l'occultisme occidental passa, du reste, par le moyen âge comme une tempête affreuse qui en purifia l'air tout en causant des ravages considérables. Après avoir détruit la vieille thérapeutique pour en fonder une nouvelle qui subsiste jusqu'à nos jours, après avoir abouti à la notion de l'unité organique de notre corps et démontré toute l'inanité des théories de Galien et d'Avicène, après avoir réformé la chimie et fait progresser la philosophie et la morale, il sema la folie dans les cerveaux de ses contemporains et élèves futurs en enveloppant ses théories d'un fatras de mots cabalistiques et en poussant les esprits dans des recherches plus dangereuses que celles de l'ontologie des pauvres métaphysiciens.

Il ne rentre pas dans mes desseins de suivre la trace de ceux parmi ses disciples qui prétendirent créer et faire vivre des petits hommes à l'aide des moyens indiqués par le maître suisse. Paracelse n'a sans doute jamais fabriqué ses *homuncules*, car nous n'en trouvons de mention que dans ses fantasmagories théoriques. Les eût-il créés que son secrétaire et diffamateur attitré Oporinus n'eût pas manqué de railler cette progéniture artificielle. Mais il suffisait de rendre l'état des esprits capable d'adopter ces conceptions pour que celles-ci devinssent des articles de foi chez ses successeurs. Les quelques siècles qui nous séparent de Paracelse se glorifient donc d'avoir vu ces êtres artificiels, créés par l'homme à l'instar de l'homme. Les opinions varient cependant en ce qui concerne le mode de la création. Les uns y voient une œuvre impie de Satan qu'on accomplissait à l'aide de la révolte contre le Ciel, unique dispensateur de la création humaine; les autres s'en occupent avec des mots de prière sur leurs lèvres, ne voyant rien de répréhensible dans cette augmentation des serviteurs de Dieu...

Les écrits occultes de l'époque sont remplis d'allusions à la création réelle des *homuncules*. On en parlait comme nous autres nous parlons des esprits, auxquels tant de gens croient sans les avoir jamais vus. Il y eut cependant un savant étrange qui parut avoir mis au monde, — par voie de synthèse, — des êtres vivants, dits *homuncules*, remplissant de leurs bruits certaines séances nécromanciennes de l'époque.

Cet homme miraculeux ne fut autre que le comte J.-F. Kueffstein, le riche gentilhomme autrichien qui devait son nom à la fameuse forteresse du Tyrol. Il passait aux yeux de ses adversaires pour avoir vendu son âme au diable, comme son émule de jadis, le noble Polonais Twardowski. Flanqué de son factotum, sorte de domestique doublé de secrétaire intime, Joseph Kammerer, il parcourut l'Europe, en s'arrêtant dans les cloîtres, chez les savants thaumaturges et les nécromanciens. Au cours de ses voyages en Italie, le comte se lia avec l'abbé Géloni, occultiste réputé, qui lui enseigna l'art de créer des *homuncules*. Avant de relater leurs curieuses expériences, disons quelques mots de leur historien, Joseph Kammerer.

Celui-ci eut soin de noter avec un sang-froid admirable, à côté des menues dépenses de son noble maître, ses extraordinaires exploits. Ses notes, prises au jour le jour, nous initient aux prix des chambres d'auberge et de la poudre à cheveux, de même qu'aux exploits desdits *homuncules* auxquels Kueffstein prêta la vie. Son journal intime fut publié pour la première fois dans l'almanach franc-maçon *le Sphinx*, par le Dr Besetzny, puis analysé dans la revue *Sphinx* (une traduction en a été donnée dans *l'Initiation*, revue philosophique des hautes études).

Inutile d'ajouter que nous n'attachons pas plus d'importance aux expériences du comte Kueffstein qu'aux prétendus miracles opérés par Tautriadelta, le fameux thaumaturge anglais. Invraisemblable au point de vue scientifique, le récit de Joseph Kammerer dépasse cependant dans son charme étrange toutes les inventions d'Edgar Poë et de Hoffmann. Il est d'autant plus captivant qu'il a bercé l'imagination de plusieurs de nos aïeux, en leur coûtant parfois la raison.

Ce fut en Calabre que le comte Jean-Ferdinand Kueffstein, chambellan de Marie-Thérèse, rencontra l'abbé Géloni. Tous deux appartenaient aux francs-maçons et aux *rose-croix*, tous deux étaient également plongés dans l'étude du merveilleux. Enfermés dans le laboratoire du couvent des Carmélites, ils travaillent pendant cinq semaines, jour et nuit, afin de dérober quelques mystères à la nature, ce gouffre insondable. Devant le feu allumé, les deux savants évoquent des scènes qui font dresser les cheveux à l'impassible Kammerer lui-même.

Puis, un beau jour, les esprits, les *homunculi*, apparaissent. On en crée dix, dont *un roi*, *une reine*, *un architecte*, *un moine*, *un mineur*, *une nonne*, *un séraphin*, *un chevalier*, *un esprit bleu et un esprit rouge*.

A mesure qu'ils venaient au monde, on les enfermait dans un récipient en verre d'une contenance de deux litres. On emplit ces bocaux d'eau bénite et on les lia dans une vessie de bœuf humectée. On y mit un sceau de cire devant empêcher les esprits de sortir. L'abbé bénit ensuite les nouveaux êtres arrivés parmi les mortels, et la « création » artificielle fut ainsi revêtue du sacre religieux.

Par une nuit étoilée, on porta, nous apprend Kammerer, huit esprits dans un jardin situé en dehors du cloître. Elles ne pesaient pas lourd, les créations du comte Kueffstein et de l'abbé Géloni! Pareilles à des goujons, « aucune ne dépassait la longueur d'un empan ». Il s'agissait donc de les faire grandir et mûrir. Chacun portant deux récipients, le comte, le secrétaire et un moine du cloître s'en vont au fond du jardin. Ils y procèdent avant tout à l'enterrement « des esprits » dans deux charrettes de fumier de mulet.

On arrosa pendant plusieurs jours le fumier avec une liqueur mystérieuse, préparée dans le couvent des Carmélites. Sous l'influence de cet ingrédient, le fumier se mit à fermenter, et les esprits qui y étaient enterrés semblaient s'intéresser à cette opération, car ils « criaient et sifflaient comme des souris affamées ».

Quatre semaines se passèrent ainsi, semaines pleines d'angoisse et d'attente. Le vingt-neuvième jour, le comte accompagné de l'abbé Géloni et de Kammerer se rendirent dans le jardin. Le prêtre, revêtu de sa chasuble, y célébra une cérémonie religieuse, le comte pria et récita des psaumes, et Kammerer mania l'encensoir. On déterra les huit esprits et on les porta au laboratoire, où ils devaient prendre un bain réconfortant de trois jours et de trois nuits dans du sable chaud.

Une métamorphose prodigieuse s'ensuivit. Dès le moment où Kammerer fut de nouveau admis à revoir les esprits, il fut ébloui du changement qui s'était opéré dans l'intervalle. D'abord tous ont grandi et puis chacun a conquis le cachet spécial qui devait les caractériser dans leur vie nouvelle. Les hommes avaient des barbes « fort belles et hérissées », les dames une expression de visage angélique. L'abbé Géloni se chargea de leur costume : le roi reçut à cette occasion une belle couronne, un sceptre; le chevalier, un glaive et une lance; la reine, un précieux diadème. Il n'y avait pas jusqu'à l'architecte qui ne fût doté d'un compas et d'une équerre.

Les huit esprits n'étaient pas faciles à manier. De nature méchante, ils se querellaient et surtout gagnaient trop vite des passions humaines. Le moine ne s'était-il pas avisé de mordre l'abbé Géloni au pouce au moment où celui-ci s'appliquait à lui tondre les cheveux! Et puis, leur nourriture demandait des soins particuliers. Tous les trois ou quatre jours on leur offrait une préparation spéciale que le comte faisait bouillir dans une petite boîte en argent à l'aide d'une cuvette « n'ayant encore servi à aucun usage ».

Ajoutons-y les prières qu'il fallait réciter pendant l'opération de la nourriture, les bénédictions qu'il importait de donner aux esprits et surtout les soins spéciaux qu'exigeait le sceau magique. Car les petits hommes trahissaient des velléités de se sauver et, pour les en empêcher, on scellait non seulement les récipients, mais on disait des prières mystiques et on répétait des formules d'exorcisme qui paralysaient leur esprit de révolte.

Il n'y avait qu'un seul petit être qui, par sa douceur, semblât récompenser ses créateurs du mal de la création. Ce fut l'esprit « bleu ». Son visage, empreint de bonté, respirait une telle résignation que Kammerer ne peut s'empêcher d'en parler avec attendrissement. On n'avait même pas besoin de songer à sa nourriture; l'eau qu'on lui servait restait toujours pure et claire. Lorsque le comte

Kueffstein frappait d'un petit marteau en argent le sceau magique qui recouvrait la vessie de bœuf, cette eau claire se colorait d'un beau bleu céleste, bleu des séraphins, dont rêvent les âmes innocentes. Il suffisait de réciter « une petite prière juive » pour faire apparaître son visage fort petit au début, gros à peine comme une « graine de chanvre », mais qui, en se développant, atteignait les proportions d'une figure humaine normale.

L'esprit « rouge » fut le contraire de son doux camarade. C'était plutôt le diable en personne. Insolent et méchant, il allongeait parfois sa langue démesurée et roulait des yeux comme un épileptique. Il fallait même le nourrir du sang d'un animal fraîchement tué.

Ce ménage à treize, dont dix esprits, deux évocateurs et le pauvre Kammerer, chargé de la terrible besogne de surveillance, se prolongea bien longtemps. Le comte Kueffstein s'était, entre temps, avisé de transporter son « petit monde » à Vienne, où il montra les talents divinatoires de ses esprits aux initiés de la loge franc-maçonnique de l'Orient de Vienne. Les séances y commençaient à onze heures du soir et finissaient à une heure de la nuit.

Parmi les assidus, citons d'abord le comte Max de Lambery, diplomate et écrivain. Mais celui-ci ayant un jour traité les esprits « d'affreux crapauds », le comte Kueffstein ne lui permit plus d'aller les voir. Nommons ensuite le comte de Thun, le célèbre partisan de Mesmer et de Puységur.

A mesure qu'ils vieillissaient, les esprits devenaient de plus en plus mauvais et turbulents, et Kammerer ressent une telle angoisse à leur égard qu'il ne veut sous aucun prétexte habiter près du laboratoire. Lorsqu'ils étaient de mauvaise humeur, ils ne répondaient que par des sottises à toutes les questions qu'on leur posait, ou, chose pire! ne s'exprimaient qu'en charades, en casse-tête chinois dont le sens était impossible à saisir.

Et tandis que les deux esprits « bleu » et « rouge » renseignaient le comte Kueffstein sur toutes les questions en lui prouvant d'une façon palpable que pour les esprits rien n'est impossible, les huit, autres ne se donnaient la peine que de répondre aux questions qui relevaient de leur domaine. Ainsi, le roi et la reine ne voulaient fournir de renseignements que sur les choses relevant de la diplomatie, de l'étiquette et de la politique ; le moine et la nonne sur les questions religieuses; le séraphin sur ce qui se passe dans la sphère céleste, et le mineur sur les mystères des entrailles terrestres.

Mais le malheur est toujours là pour guetter les esprits comme s'ils n'étaient que de simples mortels !

Le comte Kueffstein, recherchant un jour un manuscrit égaré de Paracelse qu'il voulait consulter, demanda au moine un avis sur ce sujet. Il eut le malheur de jeter par terre le récipient qui se brisa en mille morceaux. On en sortit le moine contusionné et blessé. En vain lui prodigua-t-on tous les soins, et en vain le soumit-on à la magnétisation, le pauvre moine trépassa pour de bon, après avoir à plusieurs reprises et au prix de grands efforts cherché à aspirer de l'air et en roulant d'une manière affreuse ses petits yeux. On l'enterra dans un cercueil de carton noir et le comte versa à cette occasion des larmes abondantes.

Tout autre fut l'aventure du roi. Un jour, il parvint à s'échapper de son récipient et à s'approcher de celui de la... reine. Kammerer, entrant au laboratoire, s'aperçut du grave danger qui menaçait les deux esprits royaux, car le petit roi évadé penchait sur le récipient de la reine et la regardait d'un air enflammé et méchant. Aux cris de son secrétaire, le comte accourt effrayé et tous deux se mettent à la poursuite du petit « amoureux » qui, de plus en plus rageur, « saute d'un meuble sur un autre, comme un écureuil, tout en braillant comme « Satan », jusqu'au moment où, brisé de fatigue, il s'affaïsse... »

Le comte le prit alors dans ses mains, mais le petit roi, bondissant sous cette injure, mord au nez son créateur et le grand seigneur en garde les traces pendant quinze jours...

La mort du moine laissa du reste le comte inconsolable. D'accord avec le comte de Thun, il résolut de le remplacer par un amiral. Enfermé de nouveau dans son laboratoire, Kueffstein y travaille, avec son ami de Thun, des semaines entières près du feu fantastique. Ils n'arrivèrent cependant à produire qu'un petit être tout à fait chétif, pas plus gros « qu'une jeune sangsue, qui, après quelques convulsions, creva misérablement ».

C'en fut ainsi fait des rêves de la création. Est-ce lassitude, est-ce la crainte de l'enfer ou fut-il enfin touché par les prières de sa femme, le comte s'était décidé, comme nous l'apprend le recueil franc-maçonnique, à se débarrasser de ses neuf esprits.

Que sont-ils devenus? L'histoire occulte ne répond point à ce point d'interrogation.

Qu'était-ce donc que ces esprits de Kueffstein? Certains adeptes de Paracelse croient à leur réalité comme ils croient aux *homuncules* créés par l'auteur du Livre des Sylphes et des Nymphes. Pour Karl Kiesevetter, à qui nous devons les premières notions sur les esprits de Kueffstein, leur existence reste hors de doute. Pourtant, si celui-ci a la foi simple, ses explications sont bien embrouillées. Ces esprits n'étaient-ils que des amphibies déguisés? Mais ceux-ci n'ont ni cheveux ni barbe! Étaient-ce des diables? Mais ces derniers ne croient, ne respirent et ne griffent! Donc ce ne pouvaient être que des elfes, des esprits élémentaires!

On répond ainsi à l'inconnu par l'inconnu. Quoi qu'il en soit, le journal de Kammerer nous fournit un conte des plus délicieux sur les *homuncules* de tous les temps. A y regarder de près, on serait tenté de ne voir dans ces esprits que la synthèse de toutes les fantasmagories des sciences occultes du passé.

La naissance des esprits rappelle du reste comme deux gouttes d'eau les mystères de la guérison sympathique par les « momies ». Le liquide dont on arrosait le fumier et ce fumier lui-même, ce sont les bons éléments de la magie, de la kabbale et de la théurgie réunies...

II

Sous une autre forme, les homuncules renaissent avec la genèse de la science de l'embryogénie. Lorsque Leeuwenhoek a découvert le spermatozoïde mobile, donc *vivant*, ses confrères savants, comme Hartsoeker et tant d'autres, influencés par les principes anthropomorphiques à la mode, déclarèrent que cet être microscopique contenait ni plus ni moins qu'un petit homme, *homunculus*, avec ses facultés de croissance. Quelques années plus tard, Dalenpatius prétend avoir aperçu cet *homuncule*, et, pour qu'aucun doute ne puisse subsister à cet égard, il a résumé ses observations dans un dessin d'après nature.

L'origine des êtres vivants s'expliquait ainsi d'une façon des plus simples. L'homuncule qu'on voyait dans le spermatozoïde donnait, avec le temps, naissance à un homuncule de même espèce, de même qu'il devait ses origines à une série d'homuncules qui l'avaient précédé durant les siècles.

Nous avons ainsi l'essence de la théorie de l'*involution*, qui existait bien longtemps avant celle actuelle et probante de l'*épigenèse*, que nous devons à Caspar Frédérick Wolff.

D'après la première doctrine, nous ne créons rien du tout, car la génération, au lieu de créer, ne fait que dévoiler un *rejeton préexistant tout formé dans le germe, en le tirant de son état léthargique*. Le germe fut baptisé pour les uns l'*œuf* (les *ovistes*, comme Haller, Swammerdamm), ou l'*animal spermatique* (*spermatistes* ou *séministes*, comme Leeuwenhoek, Spallanzani).

Suivant les *ovistes* et les *séministes*, c'est l'œuf qui avait, à lui seul, la propriété de former le nouvel être. Que faisait donc la fécondation ? On la réduisait au rôle d'un excitant physique, déterminant le développement de l'œuf.

La genèse de l'être s'expliquait ainsi d'une façon rappelant les explications de Kueffstein.

Comment, par exemple, viennent au monde les mulets? Écoutons ce que nous enseigne à ce sujet un savant oviste, Bonnet (d'après la citation de Delage dans son traité sur *l'Hérédité*).

Le mulet provient d'un germe de cheval contenu dans la jument. Ce germe *renfermait tous les organes de l'animal*, mais froissés, affaissés, plissés. La liqueur séminale de l'être les gonfle, les déploie, comme aurait fait celle du cheval, mais il gonfle et distend moins la croupe et les pattes et davantage les oreilles, etc., etc.

A côté de cette doctrine, se développe celle de l'*épigenèse*, de la *formation progressive*, la seule adoptée par la biologie moderne et d'après laquelle aucune partie du germe ne préexiste dans la forme que prennent les êtres vivants. Ce *germe*, le prétendu homuncule des involutionnistes, n'est qu'une *masse cellulaire* qui, par un travail lent, prend successivement une série de formes avant d'arriver à sa constitution définitive.

La première phase de l'évolution de la masse cellulaire est presque la même chez tous les êtres du règne animal.

La cellule, ce point de départ du monde vivant, est non seulement identique chez tous les animaux, mais aussi chez lès végétaux. Les uns et les autres ont donc une structure fondamentale pareille. La cellule, que l'on trouve à la base de toute organisation vitale, que ce soit un animal ou un végétal, est ainsi la première forme déterminée de la vie. Il ne s'ensuit point que ce soit en même temps sa forme la plus élémentaire. Grâce au botaniste P. Cohn, le créateur de la théorie protoplasmique, nous savons aujourd'hui que la cellule est déjà un appareil compliqué, une sorte de moule, où se trouve encaissée la matière vivante, le *protoplasme*, qui *forme* la première *base physique de la vie*. (Huxley, *les Sciences naturelles et les problèmes qu'elles font surgir*.)

Le protoplasme lui-même est, d'ores et déjà, abandonné comme base première de la vie. Cet honneur appartient, grâce aux travaux des micrographes éminents, comme Bütschli, Strassburger, Weitzel, Heitzmann, etc., aux *plastidules*, granulations fines reliées par des filaments très déliés. D'après Haeckel, ces plastidules seraient les éléments constitutifs des matières ayant la faculté de mouvements vibratoires et ondulatoires, de même que les propriétés physiques des molécules matérielles et, de plus, une propriété vitale, la mémoire, ou faculté de conserver l'espèce de mouvement par lequel se manifeste leur activité. (Claude Bernard, *Leçons sur les phénomènes de la vie.*)

Si nous voulons aujourd'hui résumer les mystères de la naissance des êtres, il ne nous reste qu'à dire avec Baër :

« L'être vivant provient d'une cellule primitivement identique, l'œuf primordial ; il s'édifie par formation progressive ou *épigenèse*, par suite de la prolifération de cette cellule primitive qui forme des cellules nouvelles ; celle-ci se diversifie de plus en plus et s'associe en cordons, en tubes, en lames, pour arriver à constituer les différents organes. Cette structure va se compliquant successivement, de telle sorte que les formes se particularisent de plus en plus à mesure que le développement avance. C'est la forme la plus générale, celle de l'embranchement, qui se manifeste la première : puis celle de la classe, puis celle de l'ordre, et ainsi de suite jusqu'à l'espèce. »

Nous voilà bien loin de la conception des homuncules. Et cependant leur idée abstraite subsiste quand même dans les deux doctrines les plus respectées de l'embryogénie moderne.

III

Les *plasmes ancestraux* de Weissmann de même que la théorie des *gemmules* de Darwin n'ont-ils pas une affinité intime avec la croyance aux homuncules? Rappelons en deux mots l'enseignement de Darwin relatif aux gemmules. D'après lui, chaque cellule que contient l'organisme produit un nombre considérable de gemmules qui recopient exactement la cellule où elles sont nées. Les mêmes gemmules voyagent à travers l'organisme et, arrivées dans une cellule neutre, lui donnent les caractères de la cellule d'où elles sont venues. Dans le processus de génération, une au moins des gemmules de chaque cellule arrive dans chaque élément sexuel. Le spermatozoïde contient, par conséquent, les gemmules de toutes les cellules. Les plasmas ancestraux de Weissmann (il nomme ainsi les particules comprises dans le noyau des cellules reproductives) ont à leur tour la faculté de représenter le caractère des ancêtres, base ingénieuse devant servir à Weissmann pour expliquer sa théorie de l'atavisme et de l'hérédité.

Le nom a changé. On ne parle plus d'homuncules, mais lorsqu'il s'agit d'expliquer les mystères de l'hérédité, nous retombons sans y penser dans le domaine voisinant avec la vieille croyance à la préformation des êtres.

Le protoplasma ou le plastidule étant le point de départ de la vie, comment expliquer la constitution immuable de l'organisme nonobstant son alimentation variée? Il suffit d'étudier ce petit point microscopique, d'où dérive notre corps, toujours sensiblement le même avec son système nerveux ayant les mêmes complications, le même nombre de sens, de membres et leur faculté d'évolution identique, pour être amené à cette constatation si rapprochée de la croyance aux homuncules : c'est dans le protoplasma que se trouve la source d'où découlent toutes les variations subséquentes et fixes de l'organisme. Le protoplasma contient-il, en germe, les parties essentielles de notre corps et ses propriétés de synthèse chimique? Le protoplasma ne serait-il que le résumé idéal des qualités abstraites? Qu'en sait-on?

Dans l'état actuel de la science, le protoplasma ou le plastidule ne cesse d'être un de ses plus intéressants mystères. On admet seulement que c'est le plus petit et le plus complexe des corps organisés, donc juste autant qu'il faut pour aiguiser toutes les suppositions et rendre probables toutes les hardiesses des esprits chercheurs.

Les *homuncules* n'ont jusqu'à présent pris d'autres aspects que ceux de fantasmagories plus ou moins insipides, d'automates plus ou moins ingénieux ou d'imposteurs plus ou moins hardis.

En sera-t-il toujours de même? Et l'humanité doit-elle prendre un congé décisif de ses rêves de création artificielle? Question d'autant plus délicate que la science moderne, sans lui prêter plus d'importance qu'elle ne comporte, s'achemine cependant lentement vers sa solution! Elle occupe à l'égard des *homuncules* la position de la France à l'égard des provinces à reconquérir. Elle n'en parle jamais, mais elle y songe toujours.

Les prétentions de la science actuelle ne sont pas aussi chimériques que le furent celles des adhérents de Paracelse. Ce qu'elle veut dérober à la nature, ce n'est que le secret de créer une simple cellule vivante, une petite masse de protoplasme. Puis, l'évolution aidant... Mais à quoi bon s'égarer dans les suppositions de l'avenir, pensons plutôt aux conquêtes du jour! Elles sont très significatives.

B. — Création de la matière vivante

I

Pour comprendre ce qui suit, il faut se rappeler les progrès stupéfiants réalisés par la chimie organique pendant ces *quarante dernières années*. Avant que l'illustre chimiste M. Berthelot eût posé les nouvelles méthodes de la synthèse, que nous appellerons, pour plus de clarté, la *création* chimique, on a cru les *êtres organisés* affranchis des lois qui régissent la matière minérale. La chimie organique et la chimie minérale formaient deux branches absolument distinctes. Dans son traité classique de chimie, publié vers 1820, Berzelius lui-même enseigne que non seulement la chimie organique est basée sur des lois spéciales, mais aussi que nous n'arriverons *jamais* à les découvrir !

En 1860 paraît l'ouvrage de Berthelot *la Chimie organique*, fondée sur la synthèse, et du coup les conceptions établies s'évanouissent comme sous l'influence d'une baguette magique.

Que s'est-il donc passé ?

On sait que les êtres vivants se réduisent à quatre corps simples, dont trois gazeux : l'oxygène, l'azote (éléments de l'air), l'hydrogène, partie constitutive de l'eau, et un corps solide et fixe : le carbone. Ces quatre corps fondamentaux (unis à de faibles proportions de soufre, de phosphore et d'autres matières) sont les éléments uniques dont se sert la nature pour la création *de toutes les substances végétales et animales.*

En combinant entre eux ces quatre corps simples, Berthelot est arrivé à créer différents composés organiques. Il a pleinement prouvé que, sans le concours de forces particulières à la nature vivante, rien qu'en combinant entre eux les corps fondamentaux et à l'aide de la chaleur, de la lumière, de l'électricité, on peut créer des composés organiques.

Au bout de trente ans de travail persévérant dans ce domaine, Berthelot déclare dans sa *Synthèse chimique* (1891) « qu'à mesure que l'on s'élève à des composés *plus compliqués*, les réactions deviennent plus faciles et plus variées et les ressources de la synthèse augmentent à chaque pas nouveau... »

La synthèse étend ainsi ses conquêtes, depuis les éléments jusqu'au domaine des substances les plus compliquées, « *sans que l'on puisse assigner de limites à ses progrès...* » « Elle ouvre en même temps aux recherches futures *un champ illimité...* »

Et pour qu'on puisse comprendre cette espérance de demain, il suffit de la comparer aux conquêtes d'hier. Que n'a-t-on pas *reproduit* depuis 1860 en dérobant ce privilège mystérieux de la nature, en commençant par les carbures d'hydrogène, les alcools, alcalis, aldéhydes, acides organiques, amides, les éthers, jusqu'au sucre de gélatine, répandue dans les tissus animaux, la taurine, matière contenue dans la bile, ou la synthèse de certains corps gras! Würtz a obtenu l'alcool de vin et Lilienfieldt a fait la synthèse de l'albumine en condensant le phénol et l'acide amido-acétique avec une faible quantité d'oxyde phosphoro-chlorique.

Perkins a produit le *coumarine*, principe cristallisable qu'on rencontre dans les fèves du Tonka. Grimaux a réalisé la synthèse du principe acide du citron, de même que celle de la dextrine ou sucre non fermentescible. Piria a créé l'hydrure de benzoïle (essence d'amandes amères) par la distillation d'un mélange de benzoate et de formiate de chaux. Cahours a reproduit l'huile absolument identique à celle de la *Gaultheria procumbens*, plante de la famille des bruyères; Kolbe a reproduit l'acide salicylique; Perkins et Duppa, les acides malique et tartrique (acide de certains fruits), de même que Dessaignes a réalisé l'acide hippurique. Chose plus grave, Schützenberger a donné la synthèse d'une matière incarnant tous les traits caractéristiques des *peptones*. Autrement dit, il nous a offert un corps faisant le travail de l'organisme lui-même, le travail supérieur de nos fonctions vitales! Nous nous trouvons ici devant une albumine qui, quoique obtenue par voie de fabrication de laboratoire, présente tous les caractères chimiques et physiques de l'albumine vivante. Il y a cependant une différence sensible entre ces deux genres d'albumine : celle obtenue par voie chimique n'est pas capable de jouer le rôle d'amorce et n'a pas la même activité que le protoplasme. Arrivera-t-on jamais à combler cette lacune ?

Écoutons ce que nous dit à ce sujet M. Sabatier, l'éminent zoologiste de Montpellier :

« Il est permis de l'espérer, car il ne serait pas impossible, comme le pense Pflüger, que l'albumine non vivante et l'albumine active ne fussent que des isomères, c'est-à-dire des *corps ayant une même composition élémentaire* et ne différant entre eux que par la *disposition réciproque des atomes* dans la molécule. »

Or, la chimie sachant produire des changements isomériques dans de nombreux corps, il n'y a pas de raisons spéciales pour qu'elle ne puisse pas le faire à l'égard des albumines. Les modifications d'atomes réalisées dans ce sens nous donneraient tout simplement le commencement des organismes vivants.

Le chimisme des laboratoires n'est, il est vrai, point analogue au chimisme animal. Sans aller aussi loin que Bichat, pour qui un fossé inséparable divise les propriétés chimiques et les propriétés vitales, n'oublions pas que même des expérimentateurs aussi hardis que Claude Bernard se défendirent toujours de vouloir identifier le travail de création chimique avec celui de la création organique.

Mais n'oublions pas d'autre part que les lois de la chimie générale ne peuvent être violées dans les êtres vivants, car il n'y a pas deux chimies. Elles se ressemblent en tout cas d'une façon frappante. Seulement, celle du laboratoire est exécutée à l'aide d'agents, d'appareils que le chimiste a créés; la chimie de l'être vivant est exécutée à l'aide d'agents et d'appareils que l'organisme a créés. (*Leçons sur les phénomènes de la vie.*) L'animal, de même que la graine qui germe, transforme l'amidon en sucre, et la graisse se saponifie dans l'intestin de l'animal comme on la saponifie dans un laboratoire. Mais dans un laboratoire chimique on transforme l'amidon en sucre en se servant d'un acide que le chimiste, il est vrai, fabrique lui-même. On y saponifie d'autre part le corps gras, mais à l'aide de la potasse caustique ou de la vapeur d'eau surchauffée.

Si les deux produits sont ainsi identiques, leur fabrication est différente. Dans les deux cas le chimisme animal n'a eu recours qu'aux moyens que lui procure l'organisme : il a transformé l'amidon en sucre à l'aide de la diastase; dans le deuxième cas il s'est servi du suc pancréatique, tous deux produits par l'organisme lui-même.

De là à conclure, comme l'avait fait Claude Bernard, que le chimiste *pourra faire les produits de l'être vivant*, mais qu'il ne fera jamais ses outils, il n'y avait qu'un pas.

Or, même cette dernière affirmation est d'autant plus risquée qu'à l'heure qu'il est, nous ignorons complètement la nature de ces agents, ou de ces outils des corps vivants.

Comment le chimisme animal produit-il les corps gras ou les corps albuminoïdes? Mystère! Nous n'en savons rien et n'en saurons rien avant longtemps. La synthèse de l'amidon ou des graines se produit au milieu d'obscurités presque insondables. Ajoutons-y l'impossibilité du contrôle par voie de vivisection, celle-ci ayant ordinairement pour résultat d'arrêter les phénomènes de la vie.

Tout espoir est cependant permis devant les progrès incessants de la synthèse chimique abrégeant de plus en plus la distance qui la sépare de la création organique.

Les conquêtes du cerveau humain sont illimitées. Il serait donc aussi injuste de vouloir mettre des barrières à l'évolution de la synthèse chimique qu'il serait téméraire d'assigner d'avance des limites aux découvertes physiques. Les progrès scientifiques de ces derniers temps encouragent les espérances les plus hardies. On aurait sans doute ridiculisé celui qui aurait osé prédire, il y a vingt ans, que nous verrions à travers les corps opaques, télégraphierions sans fil et entendrions la voix humaine à des distances dépassant des centaines de kilomètres. On a plaisanté jadis Anaxagore parce qu'il avait prétendu que le Soleil est plus grand que le Péloponèse, de même qu'on a raillé Harvey pour sa théorie de la circulation du sang, ou Mayer et Joule pour leur invention de la thermodynamique. L'illustre Lavoisier a écrit un traité pour prouver que les pierres ne peuvent pas tomber du ciel, de même que certains chimistes s'efforcent de nous prouver aujourd'hui l'impossibilité de la synthèse de la matière vivante. On oublie cependant ce fait important que la chimie moderne, en augmentant le nombre des synthèses, arrive peu à peu à s'approprier par voie expérimentale les privilèges du chimisme animal.

II

Qu'importe après tout que les procédés de laboratoire ne soient pas les mêmes que ceux du chimisme animal ou, pour employer l'expression de Claude Bernard, que le laboratoire ne calque point la nature, si les résultats décisifs qu'ils obtiennent sont les mêmes, ou restent presque les mêmes?

Et en accomplissant ce travail de *création*, en préparant les matières albuminoïdes, en créant ainsi la *vie*, les savants n'auront même pas de quoi s'enorgueillir!

Les diatomées et les foraminifères qui vivent au fond de l'Océan ne font-ils pas depuis des temps immémoriaux le travail que pourra accomplir dans les siècles à venir un Pasteur quelconque? Là où il n'y a que de la chaux et de la silice, ils transforment ces substances en amidon et en albumine, travail inconscient de synthèse sublime!

Nous ne travaillons en somme qu'avec la vie pour créer la vie. Les bases fondamentales, la création des causes premières nous échappent. Nous ne faisons et ne ferons *qu'appliquer* les forces et les matériaux mis à notre disposition par la nature.

Les *homuncules*, si on arrive jamais à les créer, seront donc par cela même les produits du Ciel, rentrant dans le monde de ses causes, de ses effets et de ses manifestations.

On aurait tort aussi de croire que leur fabrication, si on y parvient jamais, sera la profanation de l'homme, comme on a tort chaque fois lorsqu'on s'efforce de dégrader et d'avilir la matière, qui, comme l'âme, découle de la même source mystérieuse.

« N'oublions pas, nous dit Schopenhauer, que cette poussière que nous nous plaisons à traiter de vile matière, en évoluant devient plante, animal, homme! »

III

Mais y arrivera-t-on? Félix Le Dantec fait quelque part cette remarque judicieuse :

« Tant qu'on n'aura pas fait la synthèse d'une monère, on n'aura pas le droit d'affirmer que cette synthèse est possible, mais les *vitalistes* n'ont pas davantage le droit d'affirmer que cette synthèse est impossible. »

On voit que les deux camps couchent sur leurs positions acquises. Et ceux qui croient en la possibilité de la création de la matière vivante peuvent librement se vouer à leur foi, sans se mettre en dehors des lois de la science positive.

Après tout, n'assistons-nous pas tous les jours à la synthèse de quantités immenses de substances protoplasmiques?

Seulement, comme Pasteur l'avait démontré, cette création a lieu dans des réactions où interviennent des *quantités préexistantes* des mêmes substances.

Qu'importe! La création artificielle faite avec ou sans ces *quantités préexistantes* serait toujours une création. En travaillant la matière inanimée nous ne créons *pas non plus* dans la stricte signification de ce mot. Nous ne faisons que transformer des *choses préexistantes.* L'homme serait donc injustifiable s'il voulait apporter plus d'ambition dans le domaine de la synthèse organique qu'il n'en a jamais nourri à l'égard des corps inorganiques.

Mais voici une considération qui mérite d'arrêter les vitalistes. On sait que la vie élémentaire ou la vie première n'a pas apparu tout de suite sur notre planète. Il n'y a pas dans le monde vivant une monère, un plastidule capable de vivre au-dessus de 200 degrés centigrades. Or, tant que la température de la terre était supérieure à 200 degrés, il ne pouvait pas y exister de vie élémentaire. Des centaines de siècles se sont écoulés jusqu'au moment où la terre est devenue habitable, où la vie a, de même que les éléments premiers, enfin *apparu.* Elle n'y était pas, elle s'y est formée, elle y est née *Le mystère de la création gît par conséquent autour de nous*, devant ou derrière nous.

Il est même peut-être plus simple qu'on ne le

pense. Le protoplasme qui constitue le principe vivant n'est qu'un arrangement physico-chimique. La vie élémentaire n'est même pas liée à une forme quelconque (le noyau et la couche corticale ne sont que les résultats d'un développement ultérieur), car les gymnocytodes n'ont aucune forme déterminée, aucune structure, aucune variation des parties. Et cependant ils forment des êtres vivants et complets (les monères de Haeckel). — Puis, à mesure que nous poussons plus loin nos investigations embryogéniques, le secret de la vie se simplifie et se réduit à des combinaisons physico-chimiques, dont l'énigme est difficile, mais non point impossible à résoudre.

A-t-on le droit de proclamer d'ores et déjà que nous devons renoncer à tout jamais à la découvrir?

En somme, puisque la matière vivante et la matière dite morte ne sont aucunement séparées par un gouffre difficile à combler, puisque, comme nous l'avons vu plus haut, on est déjà arrivé à fabriquer la base de la matière vivante, rien ne nous empêche de croire à la possibilité de réaliser, avec le progrès des siècles, le *rêve des homuncules!*

Certes, ce n'est pas un laboratoire chimique qui arrivera à donner naissance à un être vivant! Le but de la chimie n'est que la formation des substances renfermées dans les êtres vivants. Mais, armée de ses conquêtes, la physiologie interviendra pour couronner l'œuvre de la chimie en créant finalement les êtres doués de la vie organique.

Ces êtres vivants sous leur forme élémentaire sont du reste peut-être déjà créés! Nous savons qu'un homme, un chat ou un chien sont constitués par un nombre extrêmement grand de petites masses de substance gélatineuse appeles *plastides.*

Qu'est-ce que la vie d'un homme? La résultante de la vie de milliards de plastides. Car chaque plastide vit de sa propre vie et il y a même des cas où l'homme meurt tandis que les plastides qui le composent continuent à vivre. Pour Haeckel, tous les corps, y compris les plastides, ont la conscience. Or, la biologie nous prouve que parmi les phénomènes observables à un moment donné dans une plastide vivante, il n'y en a aucun qui ne se rapporte à la physique et à la chimie des corps bruts. Rien chez eux ne permet de les séparer de l'ensemble des éléments déjà étudiés et *accessibles à être reproduits!*

Que vaudront ces organismes vivants créés ainsi par l'homme en dehors de la femme? Ils ne ressembleront pas à nous autres, c'est déjà beaucoup. Ils auront en outre ce grand avantage de ne pas rappeler au physique les grands singes, et n'auront au moral ni nos vices, ni surtout nos vertus. C'est déjà très consolant pour les pessimistes de nos jours. Ils ne s'entre-dévoreront pas entre eux pour des questions de nourriture comme les animaux, ou pour les ombres des vérités sociales ou religieuses comme les hommes. Ils seront par cela même presque des anges. Leur mentalité, en tout différente de celle engendrée par nos préjugés, leur permettra peut-être de franchir les mystères de l'au-delà qui ont coûté à l'humanité le sacrifice de tant de cerveaux ingénieux...

Après tout, produits des laboratoires d'après-demain, les *homuncules* pourront être perfectionnés avec les progrès de la science future. On les dotera de ces qualités exquises qu'ont les rotifères ou les tardigrades, c'est-à-dire de vivre plusieurs vies.

On sait par exemple que les anguillules du blé, qui ne vivent que dix mois, se conservent, une fois desséchés, pendant des années, pour revivre à nouveau étant tout simplement mouillés. Spallanzani a pu faire *revivre* ainsi les anguillules jusqu'à seize fois. Qui sait? On pourra peut-être même les doter de la capacité de *résurrection* des rotifères, qui, définitivement *mortes*, renaissent à la vie sous l'influence d'une goutelette d'eau. (Rapport de Broca à la Société de biologie en 1860.)

Il suffit qu'un *homunculus* manifeste le désir de se débarrasser de ses souffrances ou la curiosité de regarder les siècles à venir, et aussitôt on arrête sa vie et on lègue sa résurrection aux siècles à venir.

Tous les griefs formulés contre la création défectueuse de l'homme pourront ainsi être réparés. Helmholtz prétend que l'œil humain est contraire au bon sens et aux exigences élémentaires de l'optique. Tel autre savant critique la construction illogique de nos cerveaux, tel autre le malheur capital de notre vie qui ne nous permet de jouir de ses délices qu'au moment où nous manquent les moyens de les saisir. Car à l'heure où nous arrivons enfin à comprendre la vie, nous quittons ordinairement le monde des mortels.

Les *homuncules* d'après-demain pourront ainsi égayer et embellir l'aspect d'un *millième* siècle quelconque. Un beau jour, forts et puissants, ils formeront peut-être une *humanité* à part et réclameront leurs droits aux hommes. Produits des cerveaux affinés, ils créeront par voie de synthèse des êtres semblables à eux-mêmes. L'humanité arrivera alors à être divisée en *hommes-singes* et en *homuncules*.

Le raisonnement des sociologues pessimistes comme Guillaume Ferrero (*Europa giovane*) nous fait entrevoir la création des homuncules comme une nécessité des siècles éloignés. Avec l'éclosion du *troisième sexe*, composé de filles vouées au célibat (*spinster*), est né pour le développement de l'humanité un danger redoutable. Le célibat des femmes en Angleterre a cessé d'être un désavantage pour le sexe faible. Aujourd'hui, c'est une force sociale nouvelle. De plus en plus nombreuses, de mieux en mieux organisées, les femmes non mariées ont envahi en Angleterre toutes les professions libérales et y exercent même, à l'aide des deux ligues puissantes *Primrose league* (conservatrice) et *Women's liberal federation* (libérale), une action décisive sur la politique et le gouvernement de leur pays. Ces abeilles ouvrières, avec leur capital de force non entamé par l'amour ou la maternité, forment en réalité une classe de population à part. Loin de se plaindre de leur vie actuelle, elles s'en enorgueillissent plutôt et groupent, autour de leur bannière, un nombre grandissant de recrues.

Leur indifférence aux joies conjugales et même leur contentement du célibat, très souvent volontaire, agit d'une façon contagieuse sur la femme européenne. Après avoir diminué l'importance de l'homme, la *femme nouvelle* de l'Allemagne, de la France ou de l'Italie s'habitue à l'idée de vivre indépendamment et en dehors de lui. Le célibat des femmes sans fortune s'y trouvera ainsi renforcé par le célibat volontaire causé par le mépris de l'homme, du mariage et de l'amour.

Le danger n'est pas encore très visible à l'horizon, mais il suffit qu'on puisse le concevoir pour rendre plus intéressante la synthèse hypothétique des êtres vivants.

Quelle matière à réflexion pour tous les curieux comme Bellamy, Crookes, Ch. Richet, Gabriel Tarde, Mantegazza et tant d'autres qui apaisent nos douleurs d'aujourd'hui par les tableaux rayonnants de la vie de demain ! Pourquoi ne pas aller un peu plus loin dans le domaine de nos suppositions? Pourquoi se refuser le plaisir de voir notre planète peuplée, dans un centième siècle quelconque, par des rivaux de l'homme, rivaux créés par son propre cerveau, comme suprême châtiment de son orgueil et de sa marche implacable vers le progrès sans but?

Ne dépendons-nous pas, hélas! d'après Gœthe, des créatures que nous avons faites?

En présence du mal qui ronge le monde de nos jours, enivrons-nous du rêve de ces êtres étranges qui guettent sa vieillesse. Car la création de l'avenir lointain, l'*homme-cerveau*, sortira peut-être de l'*homme-singe*, l'homme de nos jours, comme celui-ci, on nous l'affirme du moins, est sorti d'une plastide quelconque. Goûtons le charme du mystère qui entoure la route vers la création artificielle des êtres vivants, puisque l'imprévu et le mystère restent encore les fleurs les plus attrayantes de l'arbre aux surprises qu'est la science. Jouissons du rêve qu'elle nous permet de nourrir à l'égard des *homuncules*, ces êtres idéaux d'après-demain, descendants directs de notre *pensée*, et résignons-nous avec une douce joie à la croyance de voir notre planète peuplée, dans la longue filière des siècles, d'autres maîtres, d'autres aspirations et d'autres vertus...

Y arriverons-nous jamais? On peut l'espérer ou le redouter. L'humanité a mis moins de temps pour arriver à fabriquer l'albumine que les mers pour changer de lit. Sans escompter les progrès brusques de la science moderne, on peut prévoir que la fabrication de la matière vivante se perfectionnera pendant une longue série de siècles et que, l'évolution des principes vivants aidant, nous nous trouverons un jour devant les *produits vivants* de nos cerveaux...

Les possibilités de la nature sont infinies, comme l'a dit si justement Huxley. Rien ne nous autorise donc à mettre en doute que l'intensité de la vie ne soit pas un jour rendue plus évidente par la science. Elle ne saura peut-être pas créer une vie nouvelle. Peu importe, pourvu qu'elle puisse conserver et considérablement fortifier la vie existante. Et cela suffit. Nous nous attachons surtout aux choses très rares et difficilement accessibles. En voyant le peu de cas que la nature fait du principe vital, la prodigalité avec laquelle elle le jette dans l'univers, la possibilité de sa création et la nécessité qu'elle nous impose de continuer à travers une série de transformations le cycle de notre existence, nous saisirons mieux la philosophie divine de la vie, dont le sens va au-delà des horizons où l'emprisonnent nos actes d'état civil. Nous cesserons en même temps de l'adorer et de la craindre outre mesure...

POUR LES AMOUREUX DE LA VIE

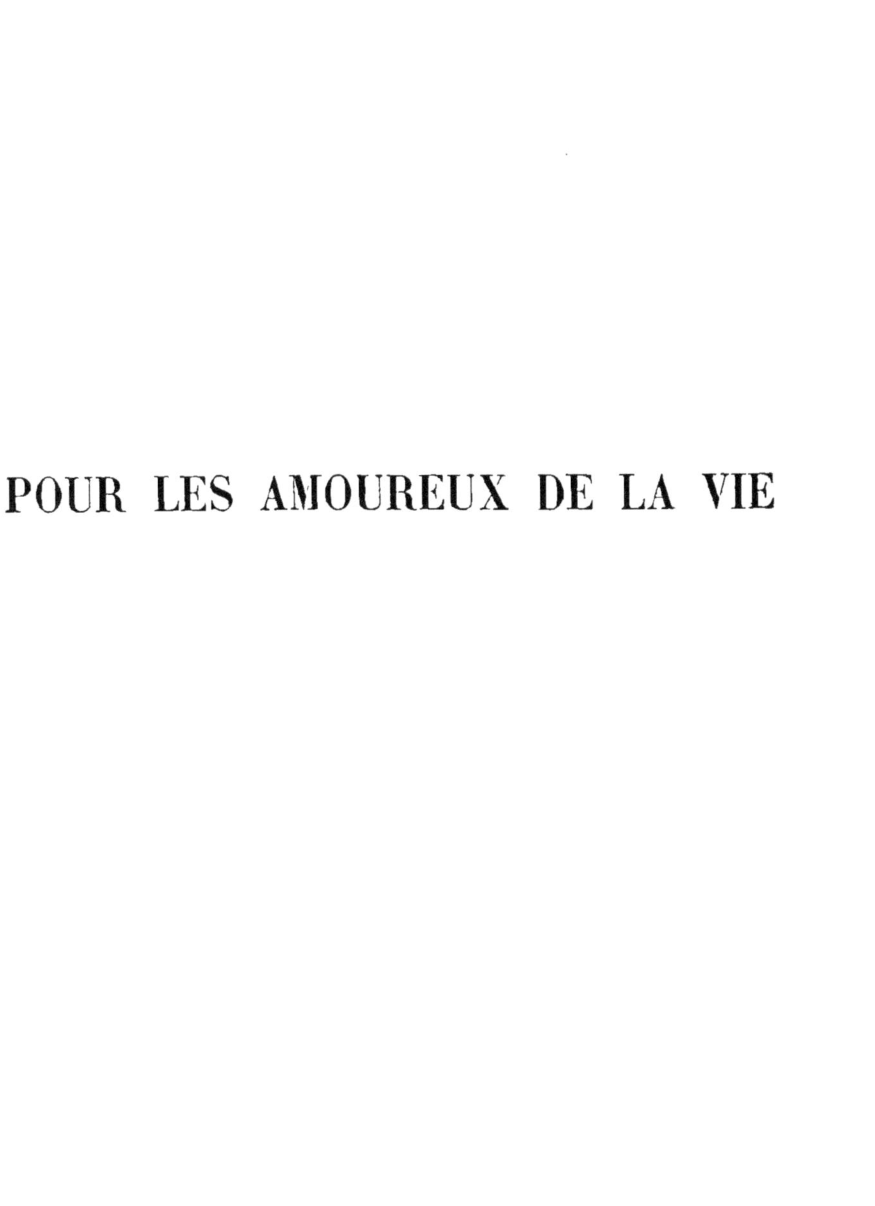

CHAPITRE VI

POUR LES AMOUREUX DE LA VIE

(RÉCAPITULATION)

Notre vie n'est qu'une longue et implacable bataille avec la mort. La pensée de la fin inévitable remplit le fond mystérieux de notre être. On a beau la railler ou la craindre, on ne peut se délivrer de sa domination. La conscience humaine en est imprégnée — dès son réveil — jusqu'à son dernier acte. Nous pouvons faire taire ces préoccupations, comme un ivrogne qui noie dans le vin ses tristesses. N'importe ! Notre esprit, délivré du tourbillon passager de la vie, nous ramènera infailliblement devant le spectacle de la mort. La philosophie de la Fin reste et restera la philosophie suprême des peuples, des religions, des civilisations. Aujourd'hui de même qu'il y a des milliers d'années, on pourrait définir la mentalité et la moralité des hommes d'après leurs rapports avec la Mort.

Mais qu'est-ce que la Mort? On souffre généralement trop de son approche, on pense trop peu à sa véritable signification. Tout ce qu'elle a d'incompréhensible nous fascine et nous remplit de douleur, tandis que nous nous détournons de ses côtés rassurants et accessibles à la conscience. La mort devrait, en un mot, être envisagée et pensée avec plus de sérénité.

I

On mène le monde non seulement avec des idées, mais surtout avec des mots. Il suffit quelquefois de donner à la chose un nom doux ou repoussant, et il s'infiltrera dans notre conscience en même temps que la signification qu'on lui prête. Le mot devient idée, pensée, conviction; la gaine s'identifie ainsi à l'objet lui-même. Si l'évanouissement de notre corps, au lieu d'être appelé mort, disparition, avait été conçu comme une résurrection, une sorte de retour à l'immortalité de la nature, il évoquerait plus facilement un frisson délicieux du mystère de la survie au lieu des horreurs du néant.

L'autosuggestion des mots n'a pas seulement

une répercussion intense sur l'évolution de nos pensées et sensations; elle rejaillit aussi sur notre vie physiologique. Nous avons démontré comment la fausse définition de la vieillesse arrive à raccourcir la vie. Les hommes parvenus à un certain âge se meurent intoxiqués par l'idée de l'approche inévitable de la mort.

Un aliéniste distingué de New-York, le docteur E. C. Spitzka, a fait une observation curieuse. Beaucoup de gens meurent de faim au bout de deux à trois jours de privation. Or, l'examen des jeûneurs comme Succi, le Dr Tanner et tant d'autres aurait démontré que l'homme peut vivre de dix à douze jours privé de nourriture. Pourquoi donc la mort si précipitée chez les premiers? Leur conscience imbue de la nécessité de mourir au bout de quelques jours augmente leurs souffrances, diminue leur force de résistance et précipite le dénouement final.

Pour des blessures identiques, l'armée vaincue donne toujours plus de morts que celle des vainqueurs. Certaines personnes, en vertu du même principe, expirent au moment précis qu'on leur avait prédit.

Une opinion faussement établie nous fait croire que l'air humide est plus lourd que l'air sec et aussitôt le temps devenu pluvieux, nous nous plaignons du surcroît de poids qui retombe sur notre organisme. Nous nous en plaignons, car nous en souffrons. Or, cette souffrance est purement imaginaire, elle est causée par la fausse connaissance, par une illusion qu'entretient notre ignorance. En réalité l'air sec est de beaucoup plus lourd que l'air humide, pour cette raison bien simple que celui-ci est mélangé avec un gaz (l'eau à l'état gazeux) dont la pesanteur représente à peine les deux tiers de celle de l'air. Un ballon s'élève de la terre bien plus facilement par un jour de sécheresse que par un jour humide. L'air sec étant bien plus lourd que la surface du ballon, ce dernier accuse une force ascensionnelle bien plus grande un jour sec qu'un jour pluvieux.

Pascal a entrevu la force maîtresse de l'habitude, qui n'est que la suggestion à dose échelonnée. Il y a des choses, nous dit-il, que nous avons grand intérêt à croire et qui nous semblent inadmissibles. Or, comment s'y prendre pour faire adopter par la raison des choses irraisonnables? Il faut y préparer et incliner notre machine. On a recours aux procédés mécaniques. On se sert de la volonté pour former l'habitude, et celle-ci forme à son tour notre foi. A force de répéter que Dieu est dans les *cieux*, on croira que le séjour de Dieu se trouve au-dessus de nos têtes. C'est par la volonté que nous répéterons certaines paroles et ce sont ces paroles qui deviennent avec le temps notre foi ; c'est cette foi à son tour qui impressionne notre conscience et rendra ses conceptions héréditaires et innées.

Des paroles naît la foi, de la foi naissent les actes. Notre moraliste a ainsi entrevu cette foi psycho-physiologique qui sera formulée plus tard avec précision par A. Fouillée. Non seulement les idées se changent en forces et en actes, mais les actes, par leur répétition, se transforment, à leur tour, en forces et en idées.

La fausse direction donnée à nos pensées sur la mort a faussé sa signification et son but.

II

Peut-on avant tout admettre que la mort soit une chose aussi terrible qu'on le pense généralement ? Peut-on admettre que la Nature nous ait inspiré l'amour excessif de la vie, tout en nous montrant la dure nécessité de sa fin ? Ne sommes-nous pas victimes d'une mauvaise interprétation du sens de la mort ? Quoi ? Provoquer en nous un appétit violent de la vie, l'exaspérer par tous les moyens, tout en nous interdisant de le satisfaire ! La force consciente qui doit présider à nos destinées se montrerait alors plus diabolique dans sa cruauté que les cannibales les plus sauvages. Une force inconsciente ou aveugle n'aurait à son tour pu concevoir des idées de torture aussi raffinées. Et, plus on y réfléchit, plus une conclusion semble s'imposer : la mort n'est peut-être pas une solution aussi désespérante que nous le pensons.

Nous avons dénaturé son sens et elle échappe ainsi à notre compréhension. La crainte qu'elle nous inspire peut être comparée à celle de la pauvreté. Ceux qui saisissent ses bons côtés s'en accommodent facilement. D'autres, et ceux-ci bien plus nombreux, la redoutent comme la mort même. Tout dépend de l'angle où nous nous plaçons pour l'observer. Ici comme partout, c'est de la *compréhension* de la chose que dépend notre bonheur ou notre malheur. C'est elle qui nous a rendus, à tour de rôle, heureux ou infortunés, nous a plongés dans la joie ou dans la souffrance. La chose en elle-même reste invariable.

De grands poètes, qui, avec leur intuition suprême, ont réussi à devancer la science d'après-demain, ont retrouvé dans le tableau des tristesses infinies et des désespoirs sans bornes qu'est pour le vulgaire la mort, des spectacles riants d'espoir et de joie. Lamartine la salue dans ses vers inoubliables comme une libératrice céleste, qui, loin de se présenter sous l'aspect macabre au front cruel et à l'œil perfide,

... N'anéantit point, mais délivre. Sa main,
Céleste messager, porte un flambeau divin.
Quand mon œil fatigué se ferme à la lumière,
Tu viens d'un jour plus pur inonder ma paupière,
Et l'espoir près de toi, rêvant sur un tombeau,
Appuyé sur la foi, montre un monde nouveau.

Si les faits ne valent ordinairement que par leur rareté, la *vie* comme objet suprême de nos efforts, de nos enthousiasmes et de nos désirs, étant plus fréquente, plus durable et surtout *inséparable* de l'être organisé, perd par cela même beaucoup du *prix d'affection* que nous y attachons. Répandue avec une prodigalité sans pareille, elle est universelle.

Considéré avec impartialité à la lumière de la science moderne, le phénomène de la mort nous offre des trésors d'apaisement imprévus. *Elle transforme, mais ne détruit point*. Or, tandis que le principe de transformation nous attire par sa nouveauté et les charmes de l'inconnu, celui de destruction nous effraye par la vision du néant. D'autre part, la mort, que nous craignons comme l'épouvantement inconnu, avec ses apparitions brusques et imprévues, est en nous, autour de nous. La mort est notre meilleur compagnon de tous les jours, de toutes les minutes, et ses manifestations sont permanentes comme celles de la vie.

Lorsqu'on pense que *nous mourons en détail à tous les instants*, on ne comprend pas l'effroi que nous cause la délivrance dite finale.

On sait que notre corps est composé d'une quantité innombrable de cellules qui vivent chacune de leur propre vie et gardent leur individualité. Guidée par le principe de la division du travail, chaque cellule remplit ses fonctions et contribue à la prospérité du total. Les cellules sont les facteurs des propriétés héréditaires, la source où naissent les germes des tissus nouveaux, enfin le moteur de l'activité vitale de notre organisme.

Or ces cellules, l'infinité des petits êtres dont se compose notre *moi* physiologique, naissent, évoluent et meurent. La mort continue, permanente et inextricable de ces cellules forme ainsi la condition de notre vie. Sans la mort des cellules des glandes salivaires, il n'y aurait pas de salive, condition inévitable de la digestion, par conséquent de la vie elle-même. Avec la mort d'une cellule meurt cependant une partie de nous-mêmes. Envisagé à ce point de vue, notre organisme n'est qu'un vaste cimetière et nos processus vitaux une série d'enterrements successifs.

Les cellules ne sont pas des petits êtres automatiques, fonctionnant indépendamment les uns des autres. Comme dans un État bien organisé, où chaque citoyen a ses droits et ses devoirs, chaque cellule a ses fonctions à remplir, tout en étant liée à l'ensemble de notre système nerveux. L'excitation d'une cellule provoque non seulement sa réaction propre, mais en même temps se manifeste l'excitation de l'organisme tout entier.

La division du travail des cellules n'empêche point ni leur solidarité ni leur unité. Certaines cellules se bornent au rôle de conductrices de l'excitation. Telles autres, centrales, ne font que ramasser et transformer l'excitation transmise par les premières. Toutes, vivant de leur vie individuelle, forment quand même des parties intrinsèques de notre moi corporel, et quand certaines d'entre elles s'en vont, ce sont des parties infinitésimales de notre moi qui meurent.

Les cellules de l'organisme vivent ensemble et meurent *séparément*. (Engelman.)

Ces morts partielles de notre moi se réalisent cependant sans provoquer en nous aucun trouble. Est-ce parce que nous n'y pensons point?

Les raisons de cette indifférence sont en même temps instructives et consolantes.

Elles nous montrent que la nécessité, la fréquence

et la permanence d'un phénomène lui ôtent tout cachet de terreur et le rendent banal pour la conscience. Nous ne pensons pas à cette série de morts de notre moi physiologique, de même que nous ne songeons point à la série de morts dont notre âme est constamment le théâtre. Car notre *moi* moral et intellectuel n'est aussi qu'un vaste cimetière où gisent nos consciences consécutives! Chez un être pensant, le lendemain ne le trouve jamais identique à son état de la veille. Des sensations, des pensées, des plaisirs, les joies ou les déboires de la vie et, à leur défaut, le fait constant et brutal des variations de l'âge et de la santé du corps, ne font que modifier d'une façon ininterrompue l'état ou plutôt les états de notre âme. Elle se meurt en nous dès notre enfance. Elle s'en va en morceaux, en bribes imperceptibles. L'âme d'un vieillard n'est point l'âme de l'aube de sa vie. Entre l'âme qu'une femme avait à cinq ans et celle qu'elle aura à cinquante, le gouffre sera sans doute plus profond qu'entre l'âme d'un Renan et celle d'un Polynésien.

Ces phases de *rénovation* incessante donnent également à la conscience humaine l'aspect d'un cimetière des âmes mortes, de même que notre vie physiologique n'est qu'un convoi interminable de cellules mortes.

III

Il est cependant douloureux de se séparer de son « individualité ». Car la mort, nous dit-on, appelle sa désagrégation et sa disparition. Mais qu'est-ce que l'individualité? Nous soupçonnons plutôt son existence, mais nous ne la connaissons point. Où commence-t-elle? Quel est notre moi, quelles sont ses qualités essentielles? Comment le séparer des autres individualités qui peuplent l'univers?

La science se refuse à donner sa définition, les religions tantôt la rehaussent à nos yeux, tantôt la piétinent de leur mépris, tandis que l'observation de soi-même et de notre entourage nous inspire les conclusions les plus contradictoires.

Physiologiquement, notre corps n'est qu'une coordination de nombreuses cellules, de républiques sans noms et sans bornes, sujettes à des évolutions et à des révolutions, toujours changeantes et toujours changeables, vivant, disparaissant et ressuscitant dans notre économie organique. Notre individualité est-elle celle de notre enfance, adolescence, maturité, vieillesse, sénilité, ou de mille nuances passagères qui séparent les divisions globales de la vie humaine? Chaque pas que nous faisons dans la vie, chaque jour qui s'ajoute à son cycle parcouru, la nourriture que nous prenons et celle dont nous nous privons, l'exercice du corps et celui de nos facultés intellectuelles; nos joies et nos tristesses, le bonheur et le malheur, la maladie ou l'insomnie, tout contribue à la modification capitale de notre organisme et, partant, au changement de notre moi.

Dans le domaine psychique, des phénomènes analogues ne cessent, comme nous l'avons vu, de se manifester. Grâce au progrès de la psychologie contemporaine, nous savons que notre conscience peut être non seulement simple, mais double ou même triple.

On sait les phénomènes désormais indubitables du dédoublement et même du détriplement de notre âme, qui a cessé ainsi d'être une et indivisible.

Qu'est-ce alors que cette individualité que nous pleurons? Nous ne savons même pas ce que nous perdons au moment où elle nous quitte. Voyons au moins les adoucissements que sa prétendue disparition ferait porter en elle.

Rétablissons la conception de l'« individualité », telle que nous l'offrent la langue et la philosophie de nos jours. Par l'« individu » on comprend vulgairement une agrégation des parties liées par la solidarité de leurs intérêts. Essayez de les désagréger et un dommage s'ensuit pour l'ensemble et les parties qui le composent. L'« individualité », ainsi comprise, consiste dans les rapports existant entre chaque animal ou végétal et son espèce. On parle ainsi de l'« individu animal » ou « végétal », mais on se refuse à appliquer le même terme au monde « minéral ». C'est que l'attribut de l'individu gît avant tout dans sa vitalité. Sans la vie, point d'individu.

Or, tous les éléments rentrant dans notre idée de personnalité se retrouvent, d'après la croyance générale, dans le monde végétal et animal, et nous avons vu, en étudiant l'identité des objets animés et dits inanimés, qu'ils se retrouvent également dans le monde minéral.

D'après l'heureuse observation de M. A. Sabatier, le savant directeur de l'Institut de zoologie de Montpellier, le cristal forme une individualité à parties nombreuses, réunies intimement dans « des rapports spéciaux et avec une forme déterminée, avec échange d'influence et solidarité ». Toutes ses parties sont unies et liées par une corrélation de fonctions et de formes, et, semblable en ceci aux individus du monde animal et végétal, il se divise et se multiplie. Il y a une segmentation minérale et cristalline comme il y a une segmentation cellulaire. Les cristaux vivent, grandissent, meurent et ressuscitent.

Si nous passons à la science, nous nous apercevons que les définitions de la personnalité restent encore moins satisfaisantes. L'idée de l'individualité, telle qu'elle est généralement comprise, nous enseigne C.-S. Minot, n'existe point dans la nature, et même la notion de la mort, appliquée d'une façon indifférente aux représentants des espèces uni et multicellulaires, pèche par sa base. Notre compréhension de la personnalité relève du mythe, des trouvailles de notre fantaisie.

Ce qui est plus sûr, c'est que la matière reste

indestructible, et que la mort n'est, en somme, que sa transformation. Or, l'individualité, telle que nous la concevons, aimons, et dont la prétendue disparition nous remplit d'horreur ou de tristesse, pourrait se retrouver dans les phases successives que doit traverser la matière.

Que vaut la personnalité du changement successif que présente le corps? Que vaut l'individu chez certains représentants de l'espèce humaine? Nous ne le savons presque jamais. Il serait difficile de parler de la valeur d'une chose que nous ne connaissons point.

IV

Une conséquence impérieuse de la vie est de ne pouvoir naître que de la mort. « La Vie — c'est la Mort. » (Claude-Bernard.) L'individu ne vit que parce qu'il se meurt. Dans l'œuf, les muscles, les os, les nerfs, les organes apparaissent et prennent leur forme, et tout en se développant, les mêmes organes se désorganisent et se détruisent. L'évolution de l'être n'est que le théâtre invisible de la mort. Les faits de la vie les plus saillants, les plus imposants, ceux-là en somme qui nous permettent de distinguer un organisme vivant d'un corps brut, se rattachent intimement à la mort. La colère qui nous fait contracter un muscle, le rire qui fait rayonner notre visage, la pensée qui ride notre front, la jouissance esthétique qui augmente notre pulsation, sont toujours accompagnés d'une destruction organique, d'une mort des cellules.

On n'a jamais pu retrouver la vie sans la coexistence de ces deux principes : la création et la destruction organique équivalente. Nous n'arrivons à les séparer que dans notre esprit. En réalité, on les retrouvesilmultanément chez tous les êtres, si simples ou si complexes qu'ils soient. Ainsi la dessiccation des êtres (la disparition de l'humidité nécessaire à l'organisme) arrête la vie, suspend avant tout la destruction organique. Dès le moment où finit la destruction, la création vitale cesse également et l'organisme retombe dans un état inerte (vie latente). Mais à peine l'humidité restituée, l'organisme recommence le processus de destruction avant même de passer à la création vitale (expérience de

Chevreul). Les marmottes, réveillées après leur hibernation, détruisent aussitôt leurs provisions emmagasinées. Sans la destruction, pas de création vitale. Sans la mort, pas de vie. La création organique, la Vie, est inimaginable en dehors des phénomènes physico-chimiques de la destruction.

Toujours et partout, la Mort et la Vie se succèdent et s'entrelacent dans une étreinte mystérieuse. Elles forment une unité où les différences partielles disjointes font triompher l'identité de leurs bases communes. Il entre autant de principes de *Vie* dans la *Mort* que de principes de *Mort* dans la *Vie*. On pourrait exprimer leur troublante intimité par une formule ayant la précision d'une combinaison chimique : *Vie-Mort*, s'appliquant à la Vie, et *Mort-Vie*, résumant l'essence de la Mort.

Le principe de la vie semble tellement enraciné dans les corps organisés qu'elle finit par triompher, malgré tous les obstacles qui surgissent sur son chemin.

Le tombeau du mort n'est en réalité que le carrefour d'une vie nouvelle, vie des plus intenses. La mort de l'individu n'est en somme que la fin d'une certaine forme de fédération des molécules. Mais, au moment même où leur désagrégation atteint dans les tombeaux son point culminant, lorsque l'oxygène qui animait jadis toute la machine vivante sur terre brise avec acharnement ses morceaux et dissémine ses parties infinitésimales, notre corps transformé recommence une vie nouvelle.

Même l'incinération des cadavres ne peut, d'une façon absolue, tuer les germes de la vie. Elle se continue alors sous la forme moins saisissable des gaz et des cendres, qui rentrent dans le domaine du règne minéral, réservoir immense de la vie de tout l'Univers.

« La matière, en ce moment répandue comme cendre et poussière sur le sol, nous enseigne Schopenhauer, ne tardera pas, une fois dissoute dans l'eau, à devenir cristal ; elle brillera comme métal, puis elle projettera des étincelles électriques, et sa tension galvanique lui permettra de fournir une force assez puissante pour décomposer les combinaisons les plus résistantes, pour réduire les terres en métaux ; elle se métamorphosera d'elle-même en plante, en animal, et de son sein mystérieux se développera cette vie, dont la perte remplit de tant d'inquiétudes l'humanité bornée. »

« Il n'y a point de mort pour la nature, enseigne d'autre part Cabanis. Sa jeunesse est éternelle, comme son activité et sa fécondité : la mort est une idée relative aux êtres périssables, à ces formes fugitives sur lesquelles luit successivement le rayon de la vie, et ce sont ces transformations ininterrompues qui constituent l'ordre et la matière de l'Univers. »

La Vie est une *force constante de la Nature*, au même titre que la gravitation et la pesanteur, nous dira à son tour Raoul Pictet. Après avoir poursuivi les études sur l'action des basses températures inaugurées avec tant d'éclat par Casimir de Candolle, E. Sarasin, du Bois-Reymond, Susani, Bertin, etc., l'éminent savant suisse est arrivé à cette conclusion logique (*Communication faite à la réunion de la Société helvétique des sciences naturelles en* 1893[1]) que la vie ne disparaît point, et ne demande pour se révéler que la présence d'une organisation persistante. « Celle-ci une fois obtenue, chauffez, mettez l'eau, la lumière, et de même qu'une machine à vapeur dans ces conditions se met à fonctionner, le germe vivra et se développera. »

[1] Conférence publiée dans les *Archives des sciences physiques et naturelles* (1893).

Sa façon de procéder est des plus simples. Nous savons qu'aux basses températures de 100°, par exemple, la vie cesse de se manifester. Si on arrive par conséquent à 200°, grâce à l'intervention de l'air liquide, on devrait tuer tous les germes de vie et anéantir toutes les actions et réactions chimiques. Et cependant les êtres organisés, après avoir été soumis à l'influence de cette basse température, étant exposés ensuite à l'influence de la chaleur, reconquièrent leurs propriétés vitales.

La vie a donc persisté en véritable force de la nature. C'est ce qui a fait dire à Pictet que si on pouvait créer de toutes pièces une *structure organisée morte*, les conditions physico-chimiques suffiraient pour y développer tous *les phénomènes vivants* de la vie végétative.

V

La vie réside dans chaque cellule. Elle n'est centralisée nulle part dans aucun organe, dans aucun appareil du corps. Tous les phénomènes physiologiques, pathologiques ou toxiques ne sont au fond que des actions cellulaires, générales et spéciales, conformément à la physiologie moderne. On n'a aucun droit de prétendre que la mort, rompant la constitution cellulaire, fait en même temps toutes les cellules mortes. On connaît les curieuses expériences sur la vitalité des différents organes de l'individu dit mort. Rappelons celles de Paul Bert sur la greffe animale. L'éminent physiologiste s'était posé la question que voici : Lorsqu'un rat, par exemple, sur la tête duquel a été greffée la queue d'un autre rat sera parvenu au terme de sa vieillesse, ne serait-il pas possible, en transplantant sur un jeune animal l'appendice étranger, d'assurer à ce dernier une seconde période d'existence par cette attribution d'un sang pourvu d'une vitalité nouvelle ? En reproduisant ensuite cette transmission sur les générations successives, ne réussirait-on pas à rajeunir indéfiniment l'organe primitif, sans qu'il cessât de rester lui-même, et ne parviendrait-on pas de cette façon à le soustraire à la loi de la mort ? L'expérience, exécutée en partie, a réussi, et la réussite a de quoi troubler nos conceptions vulgaires sur la mort. Non, la vie ne finit point avec la circulation du sang ou le battement du cœur. Comme l'a démontré Spallanzani, les muscles séparés du corps continuent à produire de l'acide carbonique.

Chez certains insectes (J. Carrière), ce n'est pas seulement les yeux, c'est toute une partie de la tête qui, après avoir été coupée, continue à croître et reprend sa forme première. Dans l'expérience du foie lavé, comme nous l'avons vu plus haut, cet organe arraché à un être vivant continue à fabriquer du sucre. Car on a beau dire, la mort ne signifie point scientifiquement l'arrêt de la vie. Les mouvements vibratiles des cils épithéliaux dans les voies aériennes se prolongent même quinze heures après la mort. Les matériaux de la digestion continuent quelquefois à se déplacer dans le tube digestif; les capillaires se contractent de façon à chasser dans les veines tout le sang qu'ils renferment. La pupille présente chez les cadavres des resserrements et des dilatations qui viennent souvent changer l'expression de leur physionomie. (C. Bertin.) Il n'y a pas jusqu'aux organes de sécrétion qui ne continuent après la mort d'élaborer leurs produits (expériences sur les chiens décapités de Ludwig, Rahn et Bécher); même après avoir enlevé les viscères environnants du cœur, on a constaté le battement de cet organe (40 à 50 fois par minute), chez un condamné décapité, plus d'une heure après son exécution.

La continuation de la vie humaine à l'état latent s'est enrichie d'un fait incontestable autorisant les suppositions les plus hardies. On se rappelle le cas si curieux du jeune matelot Igardens tombé dans la Méditerranée au commencement du mois de juin 1898. Lorsque son camarade Aguel fut arrivé enfin à s'emparer de son corps, on abandonna l'espoir de ramener Igardens à la vie. Le cœur de ce dernier ne battait plus et son corps ne répondait point aux excitations extérieures. Mais se souvenant des procédés recommandés par le Dr Laborde pour ramener les noyés à la vie à l'aide des tractions rythmiques de la langue, Aguel s'est mis à l'œuvre. Lorsque, au bout de deux heures, la tentative de ressusciter le cadavre n'eut donné aucun résultat, la cause d'Igardens paraissant définitivement perdue, Igardens fut déclaré mort. Mais l'infatigable Aguel continua son travail pendant la troisième heure, au bout de laquelle le moribond commença à donner des signes de vie, et fut ensuite sauvé.

Ce fait, attesté par des officiers du bateau, eût paru

inadmissible il y a une quarantaine d'années. La vie persistant malgré la mort indéniable, et finissant par s'affirmer là où elle paraissait décidément éteinte, a de quoi nous pénétrer d'épouvante ou, si l'on préfère, nous remplir d'espoir réconfortant. Derrière ses manifestations brutales et saisissables, il y a donc des états de vie impénétrables que déchiffrera sans doute la biologie de nos arrière-petits-neveux.

Brown-Sequard, ayant un jour coupé la tête à un chien élevé dans son laboratoire, l'appela par son nom. Les yeux de la tête ensanglantée, ne faisant plus partie du corps, se tournèrent alors vers le célèbre physiologiste, comme si sa voix avait été reconnue par le chien fidèle. En injectant du sang frais dans une tête de supplicié récemment tranchée, nous enseigne Charles Robin, on peut provoquer une résurrection momentanée de l'harmonie vitale. Brown-Sequard croyait cette opération faisable, mais il a eu raison de reculer devant les tortures que devait causer à ce tronçon de corps la conscience horrible de sa situation. Théoriquement réalisable, cette expérience ne dépendait en somme que de la précision opératoire...

Chez les vertébrés à sang froid et chez les invertébrés, les plastides peuvent continuer à vivre isolément très longtemps après la mort de l'être auquel ils appartiennent. (Le Dantec, Introduction à la *Théorie nouvelle de la vie.*)

La mort ne détruit donc pas la vie. Elle ne fait que rendre la liberté aux cellules, énergies partielles qui composent l'organisme. Philosophiquement parlant, la vie persiste malgré la rupture du pacte d'ensemble.

La greffe et le bouturage chez les plantes ne se font qu'en vertu du même principe de l'autonomie des cellules. Notre corps vivant n'est peut-être, en somme, comme l'avait défini John Herschell, qu'une combinaison de millions, de milliards de petits êtres ou individus vivants. La vie humaine ne serait ainsi que la résultante de ces milliards de vies, dont le sens suprême nous échappe.

La cellule (l'atome), affirme Lavoisier, malgré ses mouvements, ses migrations, ses changements apparents, reste indestructible. Et cette indestructibilité de la matière est une condition primordiale et capitale de son existence, son attribut essentiel et inévitable. Même un morceau de charbon que nous manions et brûlons à notre guise ne disparaît point de l'univers. Nous ne pouvons que détruire sa forme extérieure, mais nous sommes impuissants pour l'anéantir. Quand il a cessé d'exister à nos yeux, il n'en continue pas moins sa carrière vitale en faisant partie d'un acide carbonique, d'un oxyde de carbone, d'un carbure organique ou inorganique, ou d'un carbonate.

VI

La mort, telle que nous la redoutons, n'est qu'un vain mot. Au-dessus d'elle plane la loi de la conservation de la matière, loi immortelle, loi de la *Vie*. Son principe une fois réalisé dans le monde avec la première cellule (protoplasme ou plastidule), a servi de point de départ à toute la variété d'êtres organiques qui peuplent la terre. Le germe premier devient ainsi éternel dans son essence, car c'est toujours la même vie qui continue. Si la mort devait détruire la vie de la cellule, cette vie aurait subi des interruptions et aurait dû disparaître logiquement avec l'évanouissement du premier plastidule.

La *continuité* de la vie, par suite l'immortalité des forces partielles qui résident en nous, c'est la loi élémentaire de l'évolution des êtres.

L'homme nous offre un spectacle encore plus consolant avec ses myriades de cellules vivantes, ses trésors de mystères attrayants, ses aspirations et facultés psychiques impénétrables.

Que dire enfin de la vie immortelle et presque palpable du plasme qui, une fois né, poursuit son existence à travers des milliers de générations, tout en sauvegardant ses facultés typiques? Tout change autour du plasme, mais lui, source éternellement jeune et riche, ne cesse d'alimenter, de maintenir et d'immortaliser la vie.

La conception de la mort, telle qu'elle se trouve enracinée dans notre conscience, nous la fait haïr et craindre. Pour le bonheur de l'humanité, qui tremble lâchement devant la mort, il faudrait démolir ces opinions erronées. Oui, la mort n'est que la mystérieuse continuation de la vie. Qu'importe qu'elle se manifeste autrement? Qu'importe qu'un être vivant ait des organes ou des appareils plus ou moins variés et complexes, des poumons, un cœur, un cerveau, des glandes?... Tout cela n'est pas nécessaire à la vie d'une manière absolue.

La mort, conçue comme le « néant répugnant », avait de quoi attrister notre existence ; la mort envisagée comme le changement de vie nous empêchera de la craindre et nous la fera presque aimer...

APPENDICES

I

LA VIE DE LA MATIÈRE INORGANIQUE (*Voir page* 119)

Les progrès de la chimie et de la physique modernes ont singulièrement favorisé la croyance à la vie de la matière inorganique. Chaque jour apporte du reste une nouvelle contribution en faveur de l'unité de la matière et de la vie universelle que celle-ci semble recéler. L'adaptation, donc la modification de la matière inorganique, sous l'influence du milieu et de l'atmosphère ambiante, sera probablement admise un jour avec la même facilité que celle des êtres animés. Ce qui différencie en réalité les deux règnes, c'est l'intensité, le degré et non point la qualité intrinsèque du phénomène. Il serait sans doute prématuré d'aller trop loin dans cette voie de rapprochement, mais il serait aussi peu scientifique de vouloir fermer les yeux devant certains faits qui s'imposent à l'attention des physiciens et des chimistes.

On connaît la curieuse expérience faite par sir Roberts Austen. Dans un bain de plomb fondu, on met un disque d'or pur. Lorsque l'état de solidification s'est opéré, on peut constater ce phénomène en apparence bizarre : une partie de l'or, ayant quitté le disque, a émigré à la surface du bain et s'est mêlée au plomb. La même excursion des molécules de l'or se produit lorsqu'on abaisse graduellement la température du plomb, tout en prolongeant la durée de l'expérience. C'est ainsi que, même à une température ne dépassant pas 100°, un petit cylindre en plomb restant en contact avec un disque en or pur se trouve pénétré, au bout de quarante et un jours, dans toute sa masse par les molécules de l'or.

M. Ch.-Ed. Guillaume, physicien au bureau international des poids et mesures, à Paris, a fait sur ce sujet à Neufchâtel (devant la Société helvétique des sciences naturelles) une conférence, qui, par certains de ses côtés, aurait vivement scandalisé les naturalistes d'il y a vingt ou trente ans. L'auteur, grand partisan de la vie de la matière, a fait l'expérience suivante. Il a introduit dans un ballon de verre du mercure et de l'acide sulfurique. Le ballon fut ensuite plongé dans un amalgame de sodium soumis à un courant électrique de l'extérieur à l'intérieur. Or, le sodium, sous l'influence de l'électrolyse, a traversé le verre et est allé se dissoudre dans le liquide qui remplit le ballon. Si le verre est à base de sodium, on peut le faire traverser, pour toute molécule plus petite, par du lithium, par exemple. Le sodium du verre s'en va le premier, et à mesure qu'il est remplacé par le lithium, on voit le verre prendre un aspect laiteux. Ajoutons que la densité et la consistance du verre diminuent simultanément. On obtient du reste le même effet lorsque l'expérience se produit avec le sodium chaud ou froid. Dans le second cas, l'effet se fait attendre plus longtemps.

M. Guillaume trouve avec raison que cette expérience de même que beaucoup d'autres dirigées dans le même but démolissent la notion surannée de la matière inerte.

Signalons dans le même ordre d'idées les curieuses expériences faites par M. Gustave Le Bon sur la modification que des traces de substances peuvent imprimer aux métaux (*Communication faite à l'Académie des sciences, le* 29 *octobre* 1900.) Ainsi du magnésium qui a touché à du mercure est susceptible de décomposer l'eau. L'aluminium qui trempe *une fraction de seconde* dans le mercure décompose l'eau et la température s'élève brusquement au-dessus de 100°. Des traces insignifiantes de mercure suffisent pour modifier la propriété de certains métaux.

On fait grand cas de la vitalité de l'organisme qui s'efforce de réparer les blessures ou toutes sortes d'atteintes à l'intégrité du corps vivant. Or, la matière dite brute nous fournit également des faits surprenants de cette tendance à l'équilibre ou à l'intégrité de l'ensemble. Lorsqu'on soumet un barreau d'acier à une traction assez forte pour amener sa rupture, on aperçoit, au bout de quelque temps, l'endroit faible où la casse se produira. Cessons de travailler le morceau d'acier et, après avoir rétabli son diamètre constant, recommençons la traction. Lorsque le nouvel étranglement se manifestera, indiquant le point où le barreau se rompra facilement, son endroit sera situé ailleurs que dans le premier cas. Arrêtons notre opération, pour la recommencer ensuite pour la troisième fois. La rupture du pacte d'ensemble aura lieu dans un point situé ailleurs que pendant la première et la deuxième tractions. Il en résulterait que les molécules du barreau ont collaboré au rétablissement de l'équilibre, au durcissement de l'endroit plus faible, pour rétablir l'intégrité compromise de l'ensemble. M. Guillaume, qui s'est occupé tout particulièrement de l'étude des alliages d'acier et de nickel et des phénomènes que ces alliages provoquent, fait, entre autres, cette remarque intéressante que, sous l'influence d'un grand poids, les barres d'acier ou de nickel s'allongent de telle sorte que, lorsqu'on voit le fait pour la première fois, on en reçoit l'impression que la matière inerte a été subitement vivifiée.

D'autre part, en examinant de plus près la photographie des couleurs par le procédé Becquerel, on s'aperçoit que le chlorure d'argent change de couleur conformément à l'influence que lui fait subir la lumière. Il devient rouge étant frappé par la lumière rouge, vert sous l'influence de la lumière verte. Or, n'oublions pas que la lumière tend à détruire le chlorure, qui, en se défendant à l'instar de certains organismes vivants, dépiste ainsi son agresseur en prenant sa couleur.

II

LES SENSATIONS DU MOURANT (*Voir page* 218)

M. le Dr H. de Varigny, l'auteur d'un opuscule très remarqué sur la mort au point de vue physiologique (*Wie stirbt man*, Minden), — nous citons d'après la version allemande, — y arrive à cette conclusion que l'approche de la fin n'est ni redoutable ni douloureuse. L'auteur insiste sur ces paroles prononcées par M. Hunter, au moment de sa mort : « Si je pouvais tenir une plume, je m'en servirais pour dire combien il est agréable de mourir. » M. de Varigny rappelle en outre l'enquête faite auprès de ses collègues par sir Lyon Playfair, le célèbre médecin anglais, qui, presque à l'unanimité, confirmèrent sa propre observation relative à la sérénité de l'expression chez les mourants.

III

LA VIE ARTIFICIELLE ET LES AUTOMATES (*Voir page* 247)

La création artificielle des êtres vivants, loin d'être une rêverie spéciale à certains peuples ou à certaines époques, a été, au contraire, de tous temps et de tous lieux. Et tandis que les philosophes et les savants tendaient et tendent vers la création de la matière vivante, l'humanité simpliste apaisait sa passion de rivaliser avec les lois de la nature en fabriquant et en admirant les automates miraculeux, ces simulacres des êtres vivants. La mécanique a peut-être dépensé autant d'efforts pour créer les poupées « vivantes » que la métaphysique pour nous dire les secrets de l'au-delà. Toutes deux ont fait également faillite. Néanmoins leurs œuvres arrêtent l'attention de ceux qui déplorent le travail de tant de cerveaux épuisés pour ces buts également ingrats. Depuis Archytas, le mécanicien grec du ve siècle avant Jésus-Christ, qui créa une colombe volant à travers l'espace, jusqu'au célèbre joueur d'échecs, ou l'*Andalouse, secrétaire universel*, de nos foires, que d'œuvres et de fantaisies dans ce domaine !

Rappelons-nous la fameuse mouche d'airain de l'évêque de Naples, le sage Virgile, comme l'appelle Gervais, qui, menée comme un chien de berger et placée sur une des portes de la ville, empêcha qu'aucune autre mouche n'entrât dans Naples pendant huit ans et préserva ainsi les viandes de la corruption dans cette ville.

Albert le Grand aurait construit un « androïde » qui ouvrait sa porte et prononçait même distinctement quelques mots. Saint Thomas d'Aquin le brisa un jour en le prenant pour l'œuvre du diable. Telle fut également la « jeune fille » faite par Descartes, qu'un capitaine superstitieux jeta à la mer. Les trois automates de Vaucanson, qui excitèrent l'admiration de ses contemporains, furent sans doute de la même famille. Le joueur de flûte exécutait douze airs différents grâce à une insufflation d'air dans l'instrument, tandis, par exemple, que son canard, non seulement faisait les mouvements d'un animal vivant, mais encore mangeait, digérait et rejetait par les voies ordinaires les produits de sa digestion.

Le plus extravagant dans cet ordre d'idées est sans doute le joueur d'échecs du baron Wolfgang de Kempelen. De grandeur naturelle, l'homme au costume oriental était assis sur un siège faisant corps avec une espèce de coffre monté sur des roulettes. Sa spécialité était de jouer aux échecs avec des célébrités du temps. Levant le bras gauche, qu'il tenait ordinairement allongé sur un coussin, il poussait les pions. Lorsqu'on essayait de le tromper, il prenait tranquillement la pièce et la remettait à sa place. Il gagnait presque toujours, et si un mauvais plaisant « l'écrasait » par son jeu inégal ou de faux coups, l'automate mettait fin à la partie en brouillant les pièces.

En 1809, il joua aux échecs avec Napoléon Ier, à Schœnbrunn. L'empereur se plaça vis-à-vis de l'automate, et les courtisans, anxieux de voir l'issue de ce duel, à quelques pas des deux joueurs. Napoléon joue plusieurs fois irrégulièrement, et l'automate se borne à remettre les pièces à leur place, puis, par un mouvement de dépit, il brouille le jeu en renversant toutes les pièces.

L'empereur se lève en souriant, et ainsi finit la fameuse partie.

Une aventure plus caractéristique arrive à l'automate au commencement de ses pérégrinations en Russie. L'impératrice Catherine II, ayant entendu parler de ses prouesses, demande au baron de Kempelen de le présenter à la cour de Saint-Pétersbourg. Après avoir hésité quelque temps, le baron se décida enfin à s'y rendre, et là l'automate joue trois parties avec la tzarine qu'il gagne toutes. L'impératrice, décontenancée, veut, coûte que coûte, acheter l'automate, afin d'avoir toujours auprès d'elle un joueur aussi habile.

Le baron jure ses grands dieux qu'il ne peut se séparer de l'automate, personne ne sachant régler le mouvement des boîtes qui se trouvaient au fond du coffre, et il arrive à se sauver de la capitale russe avec son trésor.

On se perdait en conjectures sur la nature de ce singulier joueur d'échecs. Les uns soupçonnaient la magie, les autres l'électricité; enfin, Decremps, dans sa *Magie dévoilée*, a émis l'opinion que le joueur d'échecs n'avait pour tout mystère qu'un homme habilement caché, et il avait complètement raison.

Voici le mot de l'énigme, aussi fantastique que si elle était sortie du cerveau d'un Ponson du Terrail :

En 1776, un régiment de Livonie se révolte contre les Russes. Un des insurgés, le capitaine polonais Wronski, tombe, dans une rencontre avec l'armée régulière, les deux pieds fracassés par un obus. Ses partisans arrivent cependant à le transporter du champ de bataille dans la maison d'un médecin russe, Oloff. Le docteur cache et soigne le condamné à mort et procède à son amputation. Mais l'asile provisoire devenait de plus en plus dangereux, la tête de Wronski étant mise à prix.

Dans l'intervalle, arrive en visite chez le généreux médecin son savant ami, le baron de Kempelen, bien connu en Allemagne pour ses travaux et son excentricité. Le docteur lui raconte ses soucis, et Kempelen, voyant la force prodigieuse de Wronski aux échecs, conçoit l'idée ingénieuse d'en faire en trois mois un automate qui mît en enchantement toute l'Europe. Profondément attaché à son œuvre, il s'en fait l'impresario. On traverse la frontière russe, on s'en va en Prusse, d'où, peu de temps après, Kempelen retourne en Russie avec son joueur d'échecs devenu célèbre.

Ajoutons que le « joueur d'échecs », qu'on montra à Paris en 1783 et 1784, y a soulevé l'admiration de Panckoucke lui-même, qui, dans son supplément à *la Grande Encyclopédie*, s'extasie devant l'adresse de ce prodige.

Le joueur disparut, du reste, sans laisser de traces de son existence, sauf quelques morceaux de ferraille cédés à M. Croisier, industriel de Paris.

Ce fut sans doute un des automates qui fit le plus parler de lui.

A l'heure qu'il est, les États-Unis se passionnent pour un homme-automobile qui, poussé par un moteur électrique déguisé, doit parcourir le pays, en gesticulant, en riant aux éclats, en parlant aux passants, tout en traînant derrière lui une calèche chargée de plusieurs voyageurs. Le problème de souffler quelques germes de vie réelle à l'automate préoccupe vivement la pensée du Nouveau-Monde et engendre les discussions les plus animées.

L'acharnement avec lequel la nation la plus terre à terre discute la solution de cette tâche fantastique prouve une fois de plus combien l'énigme de la vie trouble et intéresse en même temps les consciences les plus diverses.

IV

QUELQUES ESSAIS DE CRÉATION ARTIFICIELLE AUX ÉTATS-UNIS (*Voir page* 267)

On aurait évidemment tort de vouloir traiter la création de la vie artificielle de fantaisie hoffmannesque, car il n'y a pas de doute que la science y pense et la croit réalisable. Tout récemment, un des physiologistes distingués des États-Unis, M. I. Loeb, professeur de l'Université de Chicago, a avoué dans l'*American Journal of Physology* (octobre 1900) non seulement ses travaux poursuivis pendant plusieurs années, en compagnie d'autres savants, tendant à la création d'êtres vivants, mais il a même cru possible d'insister sur le succès obtenu qui lui paraît incontestable.

Voici les expériences qu'il avait réalisées avec le concours du professeur E. B. Wilson, de l'Université de Colombie. Après avoir mis un certain nombre d'œufs infécondés d'oursons de mer dans un bassin contenant de l'eau salée, ils y ont ajouté une solution de chlorure de magnésium. Au bout de deux heures, à la suite de l'endosmose (tendance que trahissent deux substances à passer l'une dans l'autre, ou plutôt courant qui s'établit du dedans en dehors entre deux liquides de densités différentes), les œufs ont donné naissance à des cellules vivantes, qui, en se développant, dans le laboratoire, sont devenus des blastodermes véritables et bien vivants. Pour prouver que ces œufs ne portaient en eux aucun germe de vie, MM. Loeb et Wilson les ont mis dans l'eau de mer où, sans l'intervention du chlorure de magnésium, ils restèrent à l'état de matière inerte. Un très grand nombre d'expériences faites dans les mêmes conditions persuadèrent les deux savants que la vie a été créée, dans la circonstance, grâce à l'endosmose et à l'élément chimique introduit dans l'eau de mer. Ajoutons que le chlorure de sodium et le chlorure de potassium produisent le même résultat.

Les deux savants seraient du reste enclins à croire que l'électricité joue un rôle dans cette création, les éléments chimiques dont ils se sont servis étant des corps électrolytiques.

Enhardis par ce succès, les deux professeurs ont essayé de créer des cellules vivantes en ayant recours aux œufs inféconds des autres poissons de l'espèce des Arbacia, Strongylocentrotus, Asterias, et ils ont parfaitement réussi.

Au point de vue de la théorie évolutionniste, rien ne permet de contester la possibilité de créer, par les mêmes procédés, des germes de la vie humaine.

V

LA MORT DEVANT LA SCIENCE ET LA RAISON

(*Voir page* 284)

Nous avons soigneusement évité, au courant de notre travail, de construire notre thèse sur des considérations métaphysiques ou sur des données qui répugnent au bon sens. C'est à dessein que nous avons ainsi omis l'argument tiré de notre impuissance de percevoir et de comprendre le monde extérieur. La psychologie, la logique et la physique réunies nous apprennent que tout ce que nous croyons voir ou entendre en dehors de nous est en nous. Le monde extérieur ne possède que la qualité de réveiller ou de faire agir nos sens, de mettre en mouvement des sensations et des idées qui se trouvent en nous-mêmes. Les qualités sensibles de l'objet ne sont point adhérentes à la chose. Suivant Kant (*Critique de la raison pure*), l'étendue n'est point une qualité de la matière, mais une forme de la sensibilité. Les phénomènes matériels que nous percevons sont purement subjectifs et ne dépendent que de la nature et des formes de notre sensibilité. Pour Descartes, il serait difficile de croire à l'existence des corps, si la véracité divine n'était là pour nous la garantir. Malebranche trouvait que la divinité ne suffit point et qu'il faut une révélation spéciale pour nous faire croire à ce qui paraît ne point exister. Berkeley, voulant se passer de l'intervention divine, arrive en suivant son raisonnement implacable à la conclusion qu'il n'existe point de corps en dehors de nous. Mais laissons de côté ces extravagances de l'idéalisme et passons aux théories positivistes de John Stuart Mill.

« Une cause, en tant que cause, dit-il, ne ressemble

pas à ses effets, un vent ne ressemble pas à la sensation de froid, ni le chaud à la vapeur d'eau bouillante. Pourquoi donc la matière ressemblerait-elle à nos sensations?... On peut établir comme une vérité évidente par elle-même et admise par tous les auteurs dont il y ait maintenant à tenir compte, que nous ne connaissons du monde extérieur et ne pouvons en connaître absolument rien. » (John Stuart Mill, *Système de Logique.*) La mort ne nous prive par conséquent que de nos propres conceptions de la lumière créées par notre œil, des formes créées par notre tact ou des sons créés par notre oreille. Nos centres nerveux, en s'en allant, emportent peut-être avec eux le monde entier avec ses attributs...

La doctrine d'après laquelle l'organisme humain ne serait qu'une réunion d'unités animales distinctes s'affirmera, espérons-le, de plus en plus dans la science contemporaine. Dans son discours de réception à l'Académie, Claude Bernard attribue presque formellement le don de l'intelligence aux différents centres nerveux. En citant l'exemple d'une grenouille, qui, après avoir été décapitée, continue à écarter avec sa patte la pince qui la fait souffrir, il explique cet acte par sa dépendance d'un centre qui, siégeant dans la *moelle épinière*, peut entrer en fonction sous l'influence d'une sensation extérieure ou périphérique. Autrement dit, chaque fonction du corps possède son centre nerveux spécial, véritable cerveau inférieur. L'expérience du Dr Carpenter éclaire d'une façon plus intense le cas cité plus haut. Lorsqu'on applique de l'acide acétique sur le condyle interne du fémur d'une grenouille fraîchement décapitée, celle-ci essuiera l'acide avec la patte qui se trouve du côté de l'acide. Mais une fois cette patte amputée, l'animal, après quelques hésitations, se servira de la patte du côté opposé.

Bien avant Claude Bernard, le Dr Durand (de Gros), dans son *Electrodynamique vitale* (1855) et les *Origines animales de l'homme*, s'est efforcé de prouver que l'homme n'est qu'une agrégation d'unités, individuellement pourvues de tous les éléments essentiels de la vie, mais groupées en un ensemble hiérarchique et harmonieux par la direction suprême d'un chef. Le savant auteur de la *Philosophie physiologique* croit fermement que les centres nerveux des systèmes réflexes étant identiques au cerveau sous le rapport histologique, organologique et physiologique (théorie approuvée par les médecins et physiologistes), le sont également au point de vue psychique. Chacun des centres nerveux spineux est, comme le centre nerveux encéphalique, le siège du principe qui sent, comprend, s'émeut et veut, le siège d'un centre psychique, ou, si on le préfère, le siège d'une âme.

Notre *moi* devient ainsi une hiérarchie d'individualités psychiques échelonnées depuis les ganglions encéphaliques et la moelle allongée jusqu'à l'extrémité inférieure de l'arbre spinal (Durand (de Gros), *Variétés philosophiques*, 1900, dans la *Bibliothèque de philosophie contemporaine*). Nos centres nerveux éprouvent ainsi la sensation de la douleur ou de la joie, c'est ce qui nous explique, du reste, la douleur que ressentent les personnes endormies par le chloroforme. On peut, il est vrai, opposer l'affirmation de la plupart des opérés qui, une fois réveillés, soutiennent n'avoir rien senti. Ne nous y fions point : le passage du sommeil à la vie normale étant ordinairement accompagné d'un oubli de l'état antérieur.

Ces différentes unités du corps humain jouissent

de leur autonomie et ont chacune leur principe de pensée ou de vie intellectuelle. Matérialiste au premier abord, cette théorie tend en réalité au rapprochement de deux doctrines irréductibles. Car à côté de la fédération des républiques cellulaires, union idéale, il y a l'union des parties dans le sein de la matière. « Ce que l'on appelle la matière n'est qu'un assemblage des centres de forces. » (Faraday.)

La mort ne provoque que la désagrégation, la dissolution du pacte d'ensemble. Peut-elle aussi détruire les forces existantes dans la pluralité des centres nerveux, organismes élémentaires qui forment le *moi* apparent?

Rappelons-nous avant tout que la force reste indestructible et qu'ensuite, comme l'a dit déjà Leibnitz, la force agit par le seul ressort de sa propre énergie (*sed sola sublatione impedimenti*). La force et la substance sont inséparables : toute substance est force et toute force est substance. L'expérience s'oppose à la conception des substances absolument passives, dénuées de toute énergie. La science moderne nous apprend en outre que les apparences disparates de forces qui se dégagent de la substance (le magnétisme, l'électricité, la pesanteur, etc.) ne se rapportent en réalité qu'à une seule force, la substance matérielle, dans laquelle se résolvent toutes les forces variées.

En suivant ce raisonnement, les esprits qui ne reculent pas devant les problèmes de haute spéculation scientifique pourraient facilement saisir cette vérité qu'on retrouve à l'état nébuleux dans la conscience de tous les peuples : la mort corporelle n'est que la transformation de la force et le dégagement des intelligences partielles de nos centres nerveux.

TABLE DES MATIÈRES

TOURS, IMPRIMERIE DESLIS FRÈRES, 6, RUE GAMBETTA.

www.ingramcontent.com/pod-product-compliance
Ingram Content Group UK Ltd.
Pitfield, Milton Keynes, MK11 3LW, UK
UKHW012154240726
13966UKWH00002B/323